評言社MIL新書

高齢者がすてきに暮らせるまちづくり

医薬品卸がつなぐ、はぐくむ、地域の医療

杉本豊志

Toyoshi SUGIMOTO

007

評言社

まえがき

株式会社ケーエスケーは、大阪市中央区に本社を置き、近畿2府4県に3か所の物流センターおよび33の営業拠点を持つ、地域密着型の医薬品流通企業です。

主に取り扱っている商品は、医療用医薬品、診断薬、ワクチン、医療機器、医療材料および医療用食品などで、医療機関および薬局などに販売しています。さらに、介護関連事業では、医療分野で経験を積んだ福祉用具専門相談員がその経験を生かし、医療と介護のつなぎ役として福祉用具レンタル、販売、住宅改修を請け負っています。

私は当社で約20年間、ＭＳ（Marketing Specialist＝マーケティングスペシャリスト）として営業を担当してきました。医薬品卸業の営業社員は「ＭＳ」と呼ばれ、商品を医療機関や薬局などに安定供給することが重要な業務です。また、その商品の情報や季節性疾患の流行状況などの情報を医療機関等に伝えることも、大切な役割のひとつと考えています。

しかしながら、医薬品の流通企業について詳しいのは業界関係者だけで、薬学生の就職先として医薬品卸を選択するのは、約1万人の卒業生のうち1％にも満たない状況です。薬学教育関係者ですら、ほとんど認知されていない業種ではないでしょうか。

私はそのことを非常に残念に思っています。

医薬品卸業は、医療や介護の分野で表舞台に立つ業種ではないのですが、医療や介護をしっかりと支える立場でありたいと思っています。そのために何ができるかを見極めながら、毎日仕事をしています。

本書では、一人でも多くの方々の笑顔につながるようにと、医薬品卸として行っている取り組みについて説明していきます。

今、私たちが挑戦しているテーマは、「地域包括ケアシステムの構築を支えること」と「健康増進活動」のふたつです。

このふたつの取り組みは、医療分野や介護分野で行われ、日々進化しています。多職種連携不足や健康増進活動の継続性など課題もたくさんありますが、私たちが行う地域活動をますます充実させ、その体験から得る貴重な情報を次の活動へとつなげていこうと考えています。

本書が、医療や介護に携わる多くの方々にとって何かのヒントになれば嬉しく思いますし、読者の皆様からさまざまなご意見やご助言を頂戴できれば、大変ありがたく存じます。

著者

目次

第1章

地域の方をすてきな笑顔にするために

すてきな笑顔で暮らす

現在私は、地域包括ケア推進部兼健康増進事業推進担当として、主に地域包括ケアシステムの推進や地域の健康増進活動を行っています。

この活動において、たくさんの医療・介護従事者と出会い、新たな学びを得ることができました。

その結果が、次ページの写真のように、心温まるすてきな笑顔につながるとは、夢にも思っていませんでした。この写真は私にとって大切な1枚となりました。

笑顔いっぱいの高齢者は認知症の方です。

2018年と2019年に大阪市此花区で開催された「まちがいが許されるレストラン〝てへぺろキッチン〟」でホールスタッフ役を任され、お客さんやスタッフの協力のもと、立派に役割を務めました。

この笑顔にたどり着いたのは、企業として新しい活動にチャレンジし続け、さまざま

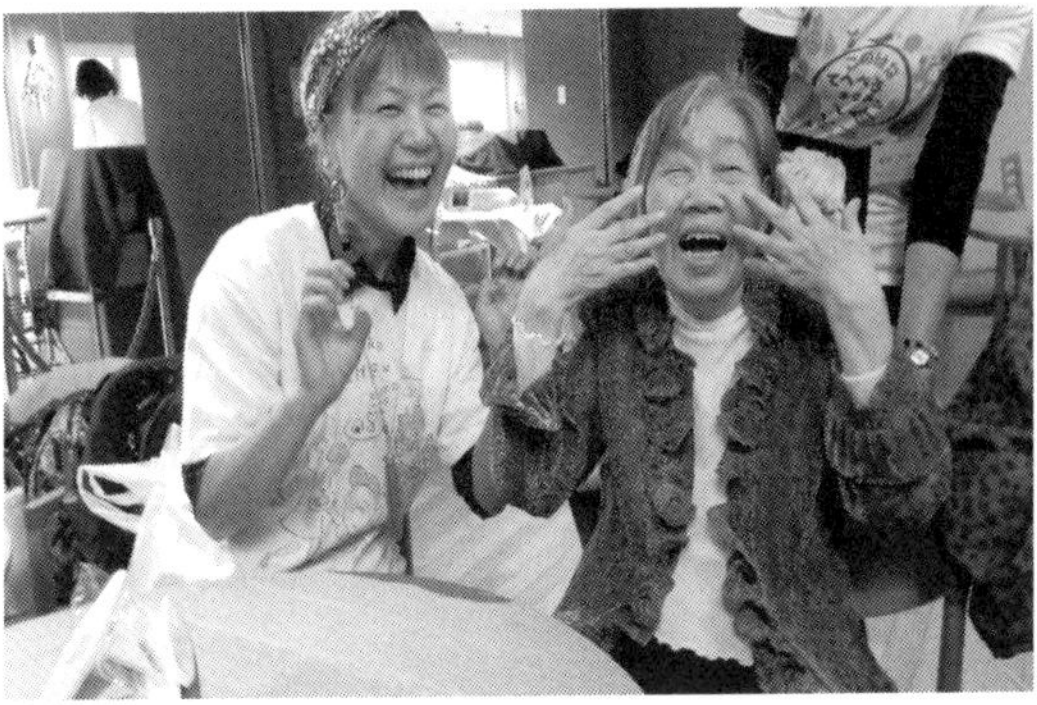
てへぺろキッチン

な課題に取り組んできた結果です。
たくさんの地域の皆さんと出会い、さまざまな職種の方とつながりを持ち、コミュニケーションをとれる関係を築いたおかげで、多くの方々と思いを共有し「住み慣れたまちをよりよいまちにしたい」「高齢になっても楽しく過ごしたい」など、地域に寄り添いながら人生を歩んでいきたいという気持ちは、誰もが同じであることを知りました。
これからも、薬剤師をはじめさまざまな職種の方々と一緒に、高齢者のみならず老若男女すべての皆さんがすてきな笑顔で暮らせるようなまちづくりを進めていきたいと思っています。

国の課題は高齢者の医療費抑制

ところで、なぜ医薬品卸業に勤務する私が、本書を執筆するに至ったのか、不思議に思いませんでしたか。

医療・介護業界で、医師、薬剤師、看護師およびケアマネジャーなどの職種や医薬品製造会社については、多くの方がその業務内容をおおむねご存じでしょう。しかし、医薬品卸業は認知度が低く、さらには医療業界に携わっていても知らない方が多いので、一人でも多くの方に医薬品卸のことを知っていただきたいと思い、執筆を決意しました。また、医薬品卸の立場から、医師、薬剤師、介護従事者とは別の視点で、医療や介護の現場を伝えたい。医薬品卸の私たちだからこそ見えてくるものがあるはずだと考えたことも理由のひとつです。

すでにご存じの方も多いとは思いますが、図1に示すように、近年、わが国の医薬品生産金額は約7兆円で推移しており、その約90%が医療用医薬品です。

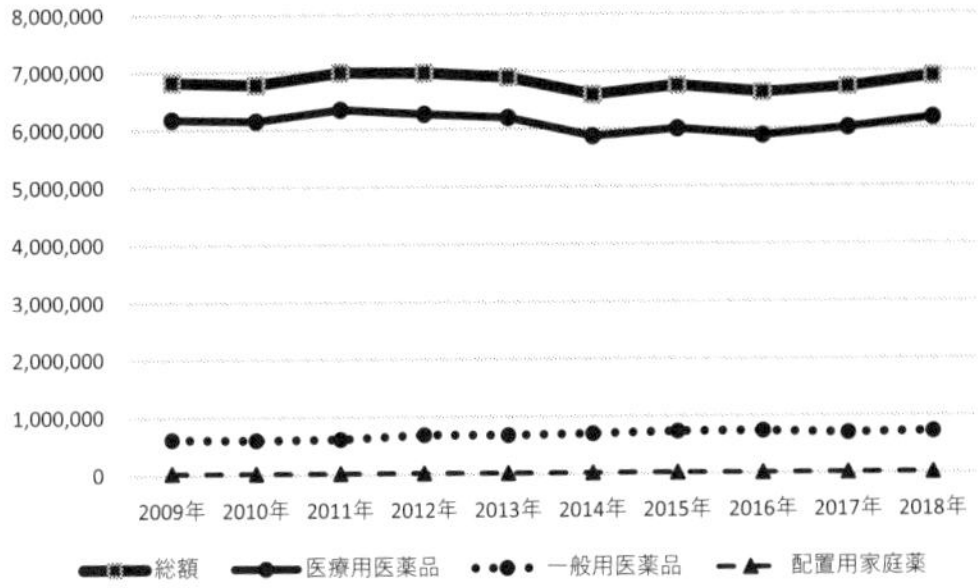

図１　医薬品生産金額の年次推移
（出典：厚生労働省資料 https://www.mhlw.go.jp/topics/yakuji/2018/nenpo/1.html を基に作成）

医療用医薬品とは、病院や診療所で医師の診断の結果、処方箋を患者さんに交付することで、主に薬局で調剤される医薬品のことです。「処方箋医薬品」と呼ばれることもあります。

これらの医療用医薬品は、全国の医薬品卸売企業を通じて、病院、診療所および薬局などに納入されており、この流通機能によって患者の必要とする「くすり」がスピーディかつ正確に届けられています。

医薬品は、人々の健康や生命を維持するためになくてはならないものですが、その流通を担う医薬品卸業は、阪神淡路大震災や東日本大震災のような自然災害、事故や火災、テロなどによる人為的な犯罪、また新型コロナウイルス感染症等の流行など、あらゆる困難な状況でも安定的に供給することを使命としています。

一方、2017年度の国民医療費は43兆710億円、人口1人当たりの国民医療費は33万9900円、国民医療費のGDP（国内総生産）に対する比率は7・87％、およびNI（国民所得）に対する比率は10・66％と公表されています。

図2に示すように国民医療費は年々増加する傾向を示しています。これからの高齢社会を迎えるにあたって、2017年度の人口1人当たりの国民医療費を年齢別に見ると、65歳未満は18万7000円ですが、65歳以上は73万8300円（70歳以上は83万4100円、75歳以上は92万1500円）となっていて、特に高齢者の医療費をどう抑制するかが国としての大きな課題になっています。そのため、保険診療点数や薬価基準の見直しをはじめ、国民医療費の抑制施策が次々と打たれている状況です。

医療用医薬品を主力商品としている当社が、この厳しい環境下で、生き残りをかけチャレンジし続けていることがあります。日常業務の中で私たちが「健康スペシャリスト企業」として築き上げてきたことを順に紹介していきます。

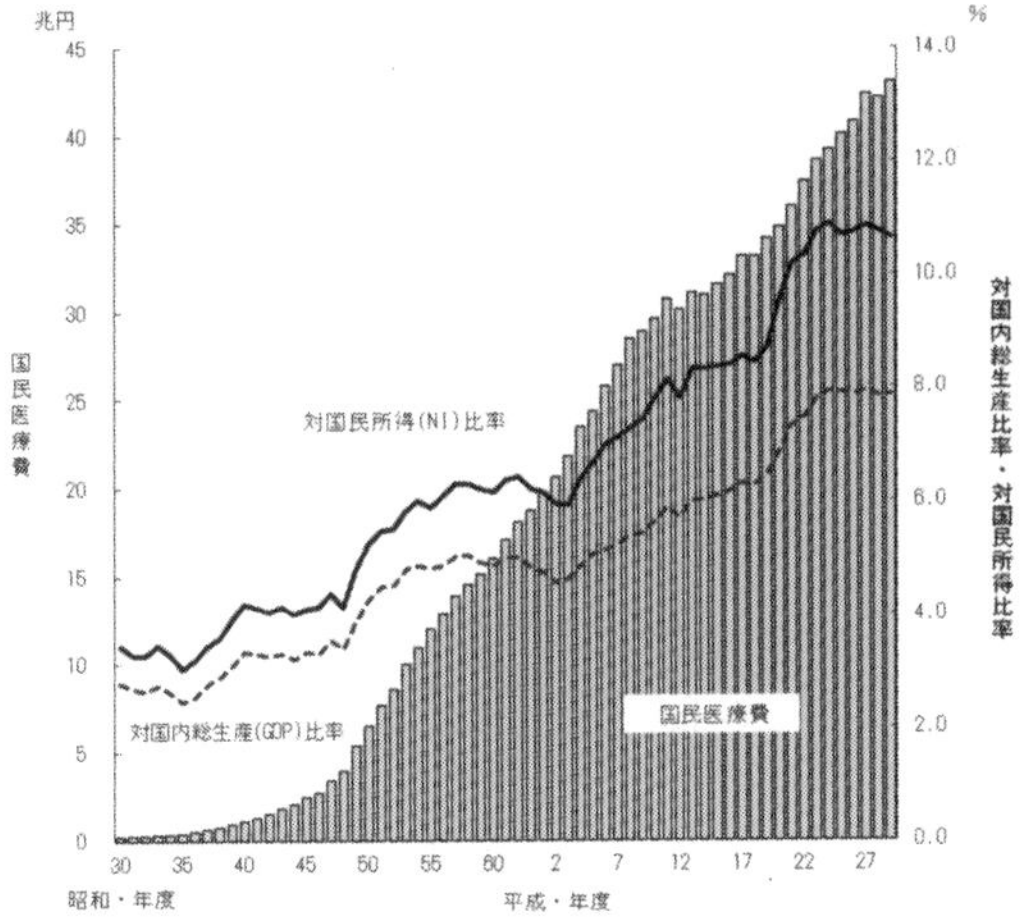

図２　国民医療費・対国内総生産・対国民所得比率の年次推移
(出典　厚生労働省；https://www.mhlw.go.jp/toukei/saikin/hw/k-iryohi/17/dl/kekka.pdf)

『患者のための薬局ビジョン』に示された機能

私どもの活動の中には、薬局および薬剤師が行政や患者、地域の方から求められていることに関連して行うことも少なくありません。どのようなことが薬局や薬剤師に求められているのでしょうか。厚生労働省や薬剤師会などから出されている目標（目的）などを紹介しながら、当社の取り組みを伝えていきます。

薬剤師は近年、非常に多くのことを求められています。薬剤師の仕事内容を一言で括ることはできませんが（病院か診療所か、薬局あるいはドラッグストアか、勤務先により仕事内容は異なっています）、ここで紹介する話は、薬局に勤める薬剤師の仕事を中心に、私どもが支援および協働できることについてです。

２０１５年10月に厚生労働省が策定した『患者のための薬局ビジョン「門前」から「かかりつけ」、そして「地域」へ』の目的は、患者本位の医薬分業を実現することです。具体的には図３の内容が示されました。

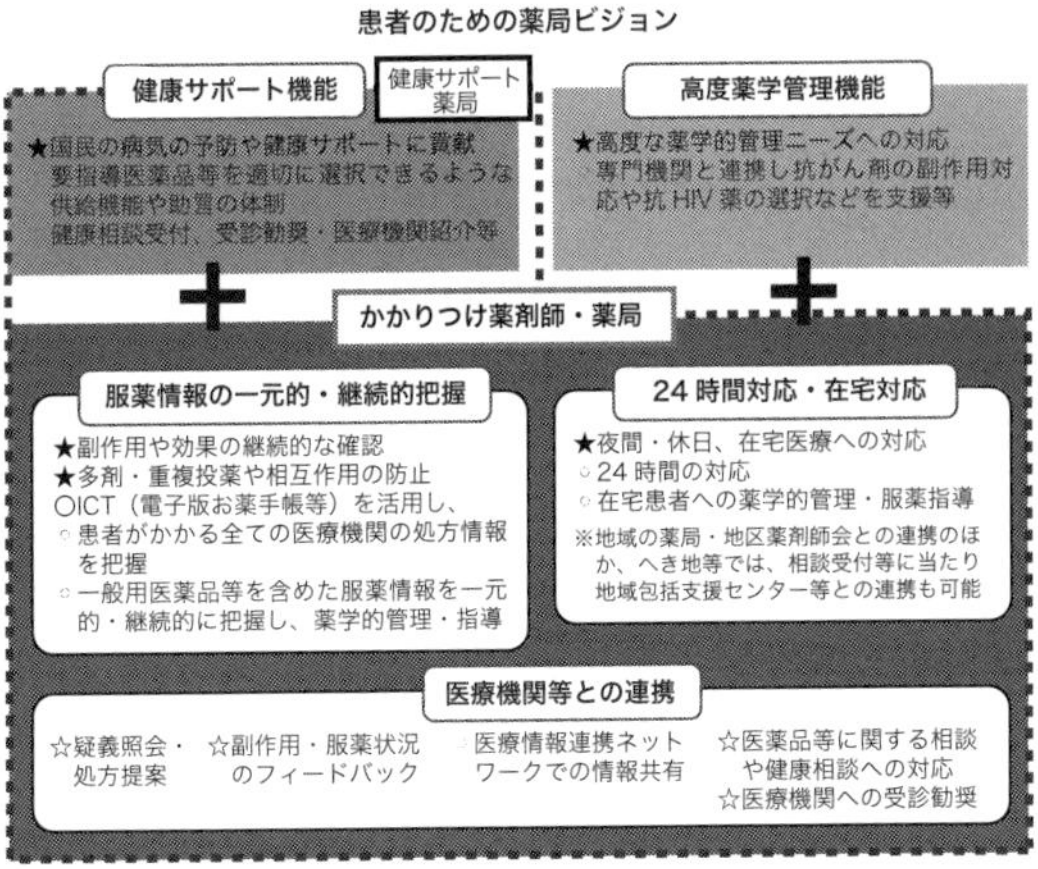

図3　患者のための薬局ビジョン（2015年10月）
（出典　厚生労働省：https://www.mhlw.go.jp/file/04-Houdouhappyou-11121000-Iyakushokuhinkyoku-Soumuka/gaiyou_1.pdf より抜粋）

　つまり、かかりつけ薬剤師・薬局として、服薬情報の一元的・継続的把握、24時間対応・在宅対応、医療機関等との連携機能を持ち、健康サポート機能として、国民の病気の予防や健康サポートに貢献すること。さらに、高度薬学管理機能として、高度な薬学的管理ニーズへの対応（抗がん剤の副作用対策や抗ＨＩＶ薬の選択など）が求められたのです。

かかりつけ薬剤師・薬局の認知度

この中で示された「かかりつけ薬剤師および薬局」と「健康サポート薬局」についてもう少し詳しく説明します。

かかりつけ薬剤師は、患者が現在使用している処方薬や市販薬などの情報を把握し、薬の飲み残しや重複、副作用などがないか、ひとつの薬局で継続的にチェックします。また、患者の自宅を訪問して健康や薬の相談にのり、薬局が開いていない時間帯も相談を受ける体制を整えます。いつでも気軽に相談でき、信頼できる、地域に密着した薬局・薬剤師が「かかりつけ」です。

そして、病院や薬局の薬剤師の役割として、「薬全般の情報提供・サポート」「市販薬や医療・衛生用品に関する相談」および「在宅療養における訪問サポート」が掲げられ、社会の中では「新薬開発と流通に貢献（製薬企業や医薬品卸売販売業）」や「違法薬物の取り締まりに貢献（行政）」および「スポーツ選手のドーピングを防止する活動」、ならびに災害時における「避難所において薬剤師が行う主な活動」があります。

この業界に携わっていると、かかりつけ薬局・薬剤師はごく普通のことだと思ってしまいますが、実はそうではありません。薬剤師が服薬状況を1か所の薬局でまとめて管理する機能や、休日や夜間などの営業時間外でも薬の相談ができ、また、残薬についての相談や在宅医療をサポートするという機能について、病気を患った方はともかく、健康な人にはあまり知られていません。

信じられないかもしれませんが、薬剤師以外の医療関係者でもこのことを知らない方が多いようです。

後ほど詳しく説明しますが、当社がすすめている多職種連携会「小さな顔の見える会」のディスカッションでは、医師など薬剤師以外の職種から薬剤師に対して、「薬など、24時間対応してくれるのですか？」といった質問がよくあります。医療業界の中でも、このかかりつけ薬剤師・薬局の機能についてはほとんど認知されていないことが、会の議事録などからわかります。

私は「かかりつけ薬剤師・薬局」機能は、できるだけ多くの方に知っていてほしいと思っています。特に高齢患者にとってはとてもよい機能ですので、自社の活動を通して一人でも多くの方に伝えていきたいと考えています。

前述したように、『患者のための薬局ビジョン』には「健康サポート機能を有する薬局は、かかりつけ薬剤師・薬局の基本的機能を備える必要がある」と記述されていて、そのためには、①服薬情報の一元的な把握とそれに基づく薬学的管理・指導、②24時間対応、在宅対応、および③かかりつけ医をはじめとした医療機関等との連携強化——が求められています。

公表されている「健康サポート薬局のあり方について」によれば、「健康サポート機能を有する薬局は、かかりつけ薬剤師・薬局の基本的な機能を備えた薬局のうち、地域住民による主体的な健康の維持・増進を積極的に支援する薬局である」と定義されています。

その要件として、次の10項目が具体的に示されています。

①医療機関への受診勧奨やその他の関係機関への紹介
②地域における健康の維持・増進のための各種事業への参加
③健康サポートに取り組む薬剤師の研修と人的要件
④個人情報に配慮した相談スペースの確保
⑤健康サポート機能を有する薬局であることの表示
⑥要指導医薬品等の取扱い
⑦開局時間の設定
⑧健康の維持・増進に関する相談対応と記録の作成
⑨健康サポートに関する具体的な取組の実施
⑩健康の維持・増進に関するポスター掲示、パンフレット配布

私は薬剤師ではないのですが、読んでいるだけで頭が痛くなってきます。これら10項目を見ると、あらためて健康サポート薬局になるのはとても厳しいことだと思いました。

実際、2020年6月30日時点での健康サポート薬局数は2160にとどまっています。厚生労働省の2019年度資料によれば、全国の薬局数は5万9613と報告されていますので、健康サポート薬局の比率はわずか3・6%にすぎません。健康サポート薬局の取得要件を満たすことができずに悩んでいる薬局は、実際のところ少なくないと気づきました。

第2章

「多職種連携会」から「小さな顔の見える会」へ

多職種連携会で発言が少ない？薬剤師

「地域包括ケアシステム」が公表された当時、私は、医療従事者と介護従事者が集まる会議などが本当に行われているのかどうか知りませんでした。また、そのような会議が開催されているのであれば、ぜひ参加したいと思い、実施状況を調べてみました。すると、大阪市には「大阪連携たこやきの会」、滋賀県には「三方よし研究会」、兵庫県宝塚市の「宝塚市地域ケアシステム研究会～3つの若葉を育てる会～」などが存在することを知りました。

聞くところによると、これらの会には多くの職種の方々が参加しているようなのです。各地域で取り組んでいる「まちづくり」活動なども積極的に行われていることに大変驚きました。

また、ワークショップでは小グループに分かれ、その日のテーマについて議論し、話し合った内容をグループごとに発表する、などの活動を目の当たりにし、初めて参加した時には、感動すら覚えました。

いずれの会も、多職種連携会と大きなタイトルは同じながら、オリジナルの内容で構成されているため、それぞれ特徴があり、大変有意義な集まりでした。

在宅医療を効率よく行い、患者やその家族に対し最善のサービスを提供するためには、医療分野と介護分野の連携が必要不可欠です。しかし実際は、このような連携会に出席する方々は全体の一部で、多職種連携についての課題はもっとたくさんあるように思います。

私が参加した多職種連携会では、在宅医療や連携のあり方についてなどの問題点を話し合い、共有しました。

共有した事例の中には、医療従事者や介護従事者、また地域住民やボランティアの方々と一緒になって、認知症カフェなどのような高齢者が集まる場、高齢者と子どもたちが共にふれあう場など、商店街の空きスペースを活用した取り組みがありました。これは、商店街の活性化だけではなく、地域の方の笑顔を生み出すのにも貢献しています。

参加した多職種連携会で、私は多岐にわたる事例を聞くことができました。

医師、薬剤師、看護師、ケアマネジャー、ヘルパーなど多くの職種が参加している多職種連携会の中で発言が多いのは、看護師や訪問看護師です。医師やケアマネジャーも、発言量では遜色ないくらい積極的に話題の中に入っていますが、残念ながら薬剤師は一番発言が少ないようでした。

また、薬剤師が参加している割合も少なく、在宅医療での連携がテーマになると、参加する薬剤師は限られてくるのではと思いました。私がお世話になってきた薬剤師を思い浮かべると、饒舌な方が多いので、「薬剤師はコミュニケーションが苦手」とはどうしても思えないのですが……。

さて、以上のような多職種連携会に参加して、私はとても多くの刺激を受け勉強になったのですが、私自身医薬品卸として、お世話になっている医師や薬剤師と一緒に行動するにはどうすればよいのか、またそれが地域包括ケアシステム構築の一助となるかどうかもわかりませんでした。

そこから、患者や家族、そして地域が置き去りになるような自己満足の活動になるのではないか、と頭を悩ます日々が続きました。

その結果、私たちは地域包括ケアシステムを「地域包括ケアネットワークの構築」と捉えることにしました。システムを構築し、そのシステムに人をはめ込んでしまうと、地域による特性の考慮や個々人が持つ希望を叶えることに困難が生じることを経験的に知っていたからです。

地域連携のファーストステップとして、その地域の中心にいる医師と、それをサポートする医療従事者、介護従事者から課題を抽出し、ひとつずつ解決していくことで、着実に連携を深めていく。

遠回りに思えますが、これが地域包括ケアシステム構築の最短ルートなのではないかと考えました。

薬剤師の課題を医薬品卸がサポート

地域包括ケアシステムを構築するためには、医師や薬剤師などの医療従事者だけでなく、だれもがその地域にある資源を効率よく活用すべきといわれています。だとすれば、私たち医薬品卸でも必要とされるポジションがあるはずだと捉え、また目指すポジションがなければ、先駆けてつくってしまえばよいと考えることにしました。不安は大きいままですが、少しずつ前へ進んでいきました。

地域包括ケアシステムの輪の中には、より多くの職種が参加していることが望まれています。その中には、前述のように薬剤師が参加することはとても重要です。それは、薬剤師が「くすり」の専門職だからです。例えば、治療薬として処方される医薬品を誤って服用することで、重篤な副作用を起こしてしまうこともあります。当社が現在進める多職種連携会である「小さな顔の見える会」では、ディスカッションテーマとして「糖尿病」などが取り上げられ、医薬品について議論されることも少なくありません。

ここ数年を振り返り、薬剤師に求められていることを並べてみると、地域包括ケアシステム以外にも多くのキーワードがあります。

ここでは薬局薬剤師にかかわる項目のキーワードを並べてみます。

●健康サポート薬局
●かかりつけ薬局
●かかりつけ薬剤師
●0402通知（物から人へ）
●残薬問題
●ポリファーマシー
●多職種連携
●認知症地域支援推進員（認知症対応力向上研修）

等々、多くのことが求められており、やること満載で、私から見ても目が回りそうです。

当社が取り組んでいる活動が、上記項目にかかわる薬局薬剤師の抱える課題に応えるものとなり、その結果、それが地域包括ケアシステム構築の一助になる。そして、地域の方々の健康増進に少しでも貢献できればと考えています。

私は、薬局薬剤師が地域住民の健康をサポートする一番の適任者であると思っています。少し前の時代の薬局では、薬剤師は地域の人々との関係が密接で、子どものころからお互いの顔はもちろん、健康状態も把握できるような関係があったと思います。しかし最近は、処方箋を持っていなければ入りにくい薬局が増えています。薬局には、処方箋なしで立ち寄ることはない人が大多数ではないでしょうか。

ふだんから気軽に立ち寄れる薬局が近くにあれば、高齢者や患者、その家族も安心できると思います。薬局だけに頼ると負担が大きくなるので、薬局以外の地域の資源も合わせて効率よく活用できればと思います。

当社は、薬剤師が抱える課題に対し協働で地域活動できないか、また間接的にでも地域住民のためになることはないだろうか、との思いを込め、2015年頃から新たな取り組みを掲げました。それは、以下の4項目です。

① 多職種連携「小さな顔の見える会」開催（社内ではＡＰ〈47ページ参照〉連絡会）
② 健康フェア支援：簡易医療機器のレンタル
③ ロコモ予防活動（フレイル対策）
④ 認知症キャラバン・メイト活動

地域包括ケアシステムの一助に、との思いで当社が取り組んでいる多職種連携会「小さな顔の見える会」に参加している薬剤師の数は８９７人、グループ数は６１４（いずれも２０２０年11月末現在）なので、ひとつのグループに１～２人の薬剤師が参加している計算になります。実際には薬剤師不在の時もありますが……。

「小さな顔の見える会」の説明の前に、地域包括ケアシステムが、法や行政上いつ頃から始まったものか。私なりに勉強したものを時系列で紹介します。

２００３年に高齢者介護研究会の『２０１５年の高齢者介護』という報告書の中で、地域包括ケアシステムという用語が初めて使われました。しかし、その後はしばらく言及されなかったように思います。2011年になり「介護保険法改正」で地域包括ケアシステムの理念的規定が導入されたのですが、「地域包括ケアシステム」という用語は用いられず、医療は病院・診療所に限定されていました。

2013年に「社会保障制度改革国民会議報告書」の中で、医療と介護の一体化、地域包括ケアシステムにおける医療(病院)の役割が強調され、「治す医療」「治し・支える医療」「病院完結型医療」から「地域完結型医療」へとパラダイムシフトされることになり、医師会・病院団体による地域包括ケアシステムへの取り組みが急速に広まったと記憶しています。

そして、2014年の診療報酬改定で「地域包括ケア病棟入院料」が新設され、この時、初めて診療報酬点数表に「地域包括ケア」という用語が用いられました。

その頃よく耳にした意見のひとつに、「全国一律の画一的なシステムではなく、地域の実情に応じて、地域包括ケアシステムのあり方は極めて多様である」があります。また、「地域の実情に応じた、医療・介護・介護予防・住まい・生活支援の地域ネットワークである」と説明した方もいました。

この説明で、少し気分が楽になった部分があります。「ネットワーク」という言葉です。私は地域包括ケアシステムのシステムが今ひとつしっくりせず、難しいイメージを抱いていました。しかし、地域包括ケアシステムを地域包括ケアネットワークと捉えることで、より明確にイメージすることができました。

しかし、それでも不安はありました。健康サポート薬局は2016年10月から届け出が開始されたのですが、健康サポート薬局を目指している薬局はあまり多くないのではないでしょうか。どうやら、健康サポート薬局を目指す過程には、クリアすることが難しい要件があるようなのです。それを知ることができたのは、2018年2月3～4日の2日間、京都府で開催された「近畿薬剤師合同学術大会2018（第39回日本病院薬剤師会近畿学術大会・第20回近畿薬剤師学術大会）」に参加した時でした。

この学術大会で、「地域に活きる薬剤師　健康サポート薬局の現状と課題」というセッションに参加した時です。このセッションでは、府県の代表薬局が地域貢献活動およびサポート薬局取得の課題について発表していました。

地域貢献活動は、それぞれ店舗のスペースを活用したりして、オリジナル感満載の健康フェアを発表していたので、積極的な健康サポートの取り組み等が確認できるものでした。質疑応答での一幕では、単店舗経営者から、「積極的に健康サポート活動を行いたい思いはあるが、健康フェアで使用する機器の手配、新たに薬剤師を雇用するなどの経営面での体力はない」、さらには「医療機関その他の連携機関先のリストについて、多職種連携を行いたくても、どのようにして医師などを誘って連絡会を開催すればよいかわからない」との意見が複数出ていました。

また、チェーン薬局関係者いわく「店舗ごとに従業員のモチベーションは異なっており、本部の方針が思うように浸透しないため、健康サポート薬局の要件を満たすのによりハードルが高くなっている」とのことでした。

そこで、セッション会場での課題を私なりに3項目にまとめました。それは「医療、介護、行政機関との連携」「毎月のイベント開催」および「従業員のモチベーション維持や親会社の方針等、組織内の問題」ということです。

これらの課題を解決する提案ができれば、伸び悩んでいる健康サポート薬局を増やすことに貢献できると考えました。と同時に、当社が地域包括ケアシステムに参画するために、独自に進めている多職種連携会「小さな顔の見える会」や、地域の健康増進推進活動と位置付けしている個店舗薬局支援「健康フェア機器レンタル」が、それに当てはまるのではないかと思ったのです。

困っている薬局に対し、多職種連携会や健康フェアのサポートを行うことは、健康サポート薬局の増加を促すので、間接的ではありますが地域貢献につながります。活動支援先の店舗がチェーン薬局なら、もうひとつの課題「従業員のモチベーション維持や親会社の方針等、組織内の問題」の解決にも役立つと思いました。

「小さな顔の見える会」と健康フェア支援活動は、私たちの業界では前例がない取り組みで不安もあったのですが、この近畿薬剤師合同学術大会2018に出席し自信を持つことができました。

地域包括ケアシステムのための「小さな顔の見える会」

行政や病院および各団体主催の多職種連携会は、とても画期的な事例報告が多く、そこでのディスカッションは活発になされており、素晴らしいものばかりです。

しかし、地域包括ケアシステムについて医師や薬剤師や介護分野の方々、さらに、地域包括支援センターの方々に質問をしたところ、ひとつの問題点が見つかりました。それによって当社のすべきことが明確になりました。

2014年から2015年にかけて、医師、薬剤師の反応で一番多かったコメントは、「地域包括ケアシステム、聞いたことはある」「多職種連携会、せなあかんなぁ〜」です。

つまり、多職種連携を必要と考えている医師や薬剤師は多かったのですが、正直なところ、まだまだ手付かずの状態でした。

また、行政や各団体が主導で行っている地域包括ケアシステム（多職種連携会）に参加している方へも質問しました。回答の中で課題だと思ったのは、「たくさんの方が参加していて発言の機会がない」や「ディスカッションしても実務と結び付きにくい」「いつも同じメンバーで、連携したい医師が参加していない」です。そこで、在宅医療に関係する医師の参加と、患者を中心とした実務者の多職種によるディスカッションが必要であることがわかりました。

これらの情報をもとに、得意先の医師に地域包括ケアシステム会議への参加について相談したところ、「数年前から行われている国主導の会は『現状を学び、意見交換するだけ』の会で終わっている」との意見でした。

つまり、各自の行動変容、システム改革にまで結び付かないケースがほとんどのようです。大多数の医師はあまり関心がなく、課題はいつまでたっても放置されたままであるように思えました。

このような現状認識の中、私は、医療・介護の現場に精通し、その分野で世の中を少しでもよいものに変えていきたいという高い志を持った人たちが集まり、課題を抽出し、解決に結び付けていく会をつくる必要があると考えるに至りました。また、実務者が集まり、課題解決のための議論が定期的に実施できる会が望まれていることも明確になりました。

在宅医療を行っている医師が参加し、その医師が在宅医療を行ううえで関係のある実務者が集まり、活発に議論し課題解決につなげる会の立ち上げです。

一方で、このような「小さな顔の見える会」を推進することで、既存の地域包括ケアシステムの集まりに迷惑をかけてしまわないだろうかという疑問が私の中に湧いてきました。

そこで思い出したのは、「問題が起きたらまず現場へ行け、現場での問題解決が重要である」。以前、当社で朝礼時に唱和していた言葉です。

地域の課題解決には少人数の会合のほうが適している

早速、多くの方が参加している地域包括ケアシステムの運営理事に相談に行ったところ、定期的に200人以上が集まる会を開催しても、実務にまで落とし込むことができなくて悩んでいて、開業医、特に在宅医療をしている医師の参加が少ないことがわかりました。

「参加人数が多いと日程調整が難しい」というのが主な原因のようです。

「小さな顔の見える会」のように少人数の会なら、医師の参加率が高まり、多職種のコミュニケーションが図れるのではないかと、当社の取り組みに対し賛成していただきました。別の会の理事の方にも同様の話をしましたが、回答は同じでした。

それでは、私たちが取り組んできた「小さな顔の見える会」とはどのようなものか、また、行政主導の会合とは何が違うのか、について説明しましょう。

行政主導の地域包括ケアシステム（大きな連絡会）は情報収集・参加型であり、行政区などの大きな単位を中心に地域包括ケアシステムのあり方を検討するため、現状や国の方針を学ぶ場としてはいいのですが、大人数で連携を動かしていくのは時間を要するものと考えています。仕組み構築が主題になっているように思えます。

一方、当社が取り組んでいる「小さな顔の見える会」は、小さな規模の連絡会であり、地域完結型といえます。

当社のスペシャリストが主催し、地域内で医介連携をコーディネートしていくことで、実際に連携を行う範囲内でお互いの顔が見える関係をつくることにより、深く踏み込んだ話ができるという長所があります。ここでは患者中心の会話が可能になります。

会では多くの方の意見の中から課題を見つけ、その課題をニーズと捉えました。その漠然としたニーズを関係機関に対し明確な事例として広めていき、課題解決の場として、多職種連携「小さな顔の見える会」を推進することにしました。

行政や各団体の発表資料やセミナーで得た情報および、それらに対して得意先から得た情報をもとに、私は引き続き当社の取り組みとして、わが国が2025年を目途に構築を目指す地域包括ケアシステムの一躍を担えないかと考えていました。

地域包括ケアシステムは、重度な要介護状態となっても、住み慣れた地域で自分らしい暮らしを人生の最期まで続けることができるよう、住まい・医療・介護・予防・生活支援が一体的に提供されるケアシステムです。各自治体においても、地域の特性・実状に応じた地域包括ケアシステム構築へ向けた取り組みが進められています。

また、医師、薬剤師、看護師、ケアマネジャーなど多様な医療・介護専門職が互いに協働して、地域住民に良質な医療を提供するために多職種連携を推進する試みが行われていました。

しかし、現実は医療職間や医療職と介護職間に連携の壁があります。

地域包括ケアシステムはさまざまな視点から論じられていますが、私たちは医薬品卸売業として何ができるかという点に着目し、さまざまな職種の方々とかかわりのある企業だからこそできる、実務者レベルを「つなぐ役割」を担うことが重要であると思い続けてきました。

地域密着卸として在宅医療を行える範囲での多職種連携会を提案し、それを「小さな顔の見える会」と称して近畿2府4県に広く浸透させることが地域包括ケアシステムの一端を担うと確信し、この活動を積極的に推進しています。

この会には医師、薬剤師、訪問看護師、ケアマネジャー、ソーシャルワーカー、栄養士、ヘルパーなどの多種多様な医療・介護関係者が参加し、各々がディスカッションできる場となっています。こうした連携を多数構築することで地域完結型を実現し、地域とともに医療・介護の環境変化へ対応していくことが主な狙いです。この「小さな顔の見える会」から得られた情報を報告し、より一層地域医療の発展に寄与したいと考えています。

地域包括ケアシステムは「地域における医療・介護の関係機関が連携して、包括的かつ継続的な在宅医療・介護の提供を行うことが必要」とされ、わが国は多職種協働により、在宅医療・介護を一体的に提供できる体制の構築やその取り組みを推進しています。

その一方で、多職種の専門知識や業務内容に相互理解が乏しく、多職種連携教育の必要

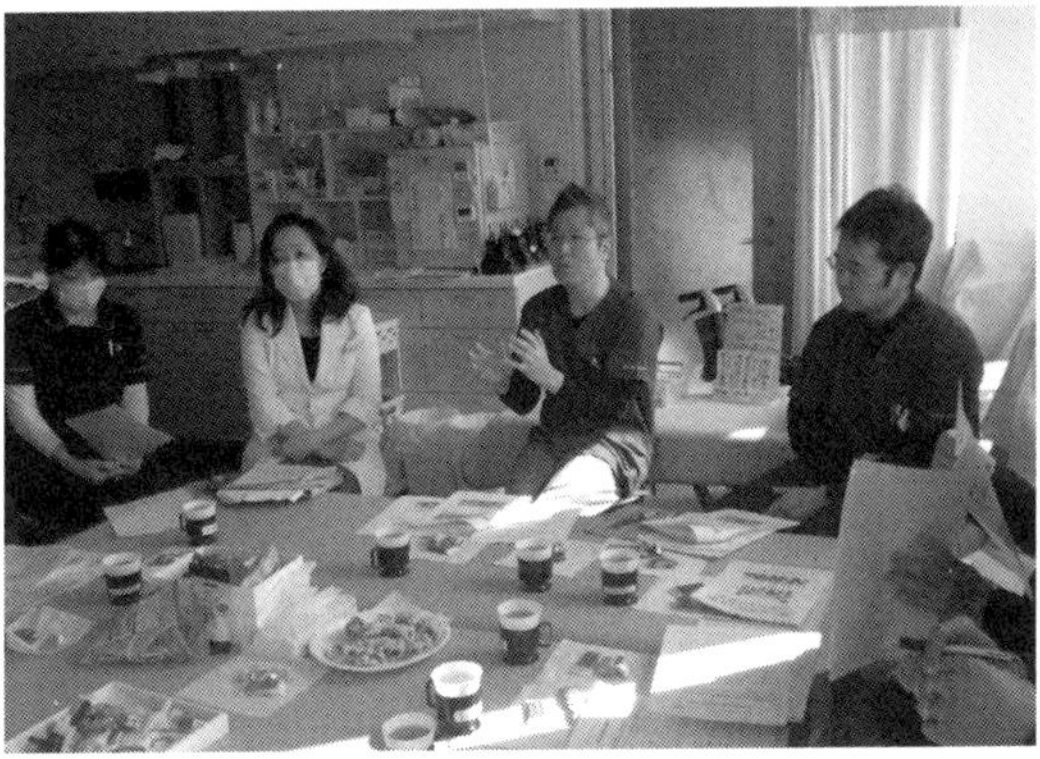

「小さな顔の見える会」（2019年3月）

性が叫ばれています。

多職種との連携において、コミュニケーション不足は少なからず取り上げられる課題で、「医療と介護の連絡はできているが連携は不十分」というケースもあり、地域の患者とその家族の方の話題を中心とした実践的なコミュニケーションの場の必要性を常に感じていました。

中学校区よりも小さい圏域で

２０１０年度に公表された「地域包括ケア研究会 報告書～今後の検討のための論点整理～」では、それぞれの地域が持つ「自助・互助・共助・公助」の役割分担を踏まえたうえで、自助を基本としながら互助・共助・公助の順で取り組んでいくことが必要ではないか」と指摘があり、地域包括支援センターの役割を重視していました。

しかし、２０１８年度の地域包括ケア研究会の報告（２０４０年：多元的社会における地域包括ケアシステム－「参加」と「協働」でつくる包摂的な社会－）では、中学校区よりも小さい圏域にコーディネーション機能を持つ職員を配置するなど、地域マネジメントを実現するための改善を進めるべきと指摘されています。

地域包括ケアシステムの考え方も、時代とともに変化してきているのです。

第3章

社内改革　行動＝意識×知識

社員の行動改革 認定制度を創設

当時、５００人以上いた当社営業担当社員に対し、地域包括ケアシステムの取り組みを勧めても、「地域包括ケアシステムってセキュリティ会社のシステムのことか何かですか？」程度の反応でした。そんな社内の認識を新たにし、行動改革をするためにいろいろと考え悩んだ結果、まずはキャッチフレーズをつくることになりました。今までにない「意識」と医薬品以外の知識が必要ということで誕生したのが、「行動＝意識×知識」です。

キャッチフレーズとともに、地域包括ケアシステムに対しての意識や知識のレベルを上げるための具体的なアクションとして、オリジナルの研修制度を立ち上げることになりました。すべてのカリキュラムを社内で考え、どこにもないものをつくり上げたのです。

２０１５年からスタートした当社オリジナルの研修システム「社内認定制度」につい

て説明します。

私たちは、地域包括ケアシステム構築に向けての人材として、AP（エリア・パートナー＝Area Partner）を認定することにしました。医介連携が求められる中、地域の医療と介護をつなぐ役割を果たし、多職種連携をコーディネートしたり、課題解決のための提案をするケーエスケーのスペシャリストです。そして、まずはAPを育成し、認定することに取り組んできました。APの定義は以下の5項目です。

① 担当得意先のパートナーとして行動ができる
② 地域連携の原動力となる行動ができる
③ 多職種連携の中心となり、地域医療に必要とされる行動ができる
④ 担当地域のまちづくりに参画する行動ができる
⑤ 地域活動で得る情報を活かし、感謝される提案ができる

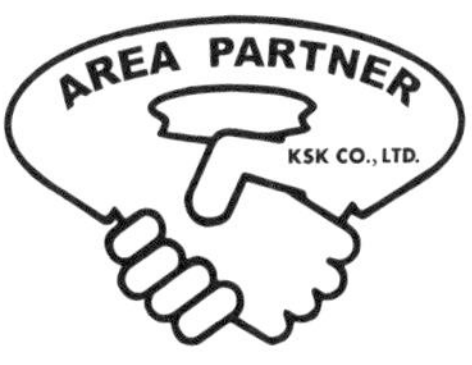

商標登録：第5930770号
登録日：2017年3月10日

図4　AP称号（APバッジ）

ＡＰを育成するために、最初は営業職を対象に自薦・他薦候補者から1期20人を選抜し、月1回の研修会を計10回開催しました。

その内容は医療・介護関係者への情報提供を想定した資料の作成、説明想定プレゼンテーションの実施、質疑応答などのグループワークによるスキル向上と、社内関連部署担当者からの確認試験および解説、ＡＰ認定者による活動事例や成功事例の情報共有、外部講師を招致した講義などの座学による知識レベルの向上です。

外部講師は医療コンサルタント、医師、薬剤師、病院事務長、訪問看護師など医療現場、特に在宅医療を深く知る方々に依頼し、各講師らが直面している現状について学ぶ機会を持ちました。

１年間の研修終了後には社内認定試験を行い、２０２０年9月現在、５期１００人のＡＰ認定者（社内制度）を輩出しました。

ＡＰ研修会から学ぶⅠ　在宅薬剤師

ＡＰ研修会の講師として２０１７年９月に招聘した、兵庫県姫路市の有限会社しろやま 株式会社シスター薬局の薬剤師である杉本香織先生の講演内容を紹介します。

杉本先生は、地域医療・在宅医療に積極的に取り組んでいる薬剤師の一人です。

当時、在宅医療にかかわっている薬剤師の業務をほとんど知らなかった私たちは、先生の話に大変感動し、また自分たちの取り組みに間違いがないと確信したことを思い出します。

杉本先生は多くの資格をお持ちです。

「漢方薬・生薬認定薬剤師」「日本薬剤師研修センター研修認定薬剤師」「ＮＲ・サプリメントアドバイザー」「福祉住環境コーディネーター（２級）」「認知症ライフパートナー（２級→１級勉強中）」「メディカルハーブコーディネーター」「日本糀協会認定講師糀エヴァンジェリスト」「シナプソロジーインストラクター」「認定運動支援薬剤師ウェルネ

スファーマシスト」等々。

薬局運営に積極的な在宅医療の取り組みや家庭との両立、さらにはそれらの資格をいかし、患者や地域の方々の健康を多方面からサポートされています。実際に講演を拝聴した際、厳しい環境下でも地域医療に積極的に取り組まれている姿は、むしろそれを楽しんでおられるようにも見受けられ、杉本先生の心のたくましさを感じたことを覚えています。

メインテーマは『薬局薬剤師が多職種連携で実践できる地域包括ケアと在宅医療』で、さらに4つのサブテーマがありました。

以下、杉本先生のお話の内容を紹介しながら解説していきます。

⑴ 地域包括ケアシステム　薬剤師の位置づけは?
地域包括ケアシステムは、自宅のある「生活圏内」で入院に匹敵する快適さと迅速な医療・介護を実現して患者さんに満足してもらうことが目標です。

だとすると、当然求められる薬剤師の在宅医療へのかかわりを今からきちんとやっておくことで、地域包括ケアシステムの「選択肢」に入れてもらう、という必要があります。

先にも述べましたが、地域包括ケアシステムへの薬局薬剤師のかかわりは当時のリサーチでは非常に少なかったことから、薬局薬剤師に多職種連携をすすめても賛同を得られないのではないか、得られないだけではなく、お叱りを受けるのではと考えたりもしていました。

しかし、実際の在宅医療において「薬剤師の在宅医療へのかかわりも当然求められる」という生の声もあるとのことで、私たちは大変勇気づけられました。

⑵ 薬剤師の仕事　「薬局内で」「薬局から出て」

杉本先生は語気を強めて話されていました。例えば、

「正しくお薬を取り揃えて患者さんにお渡しします」

そして、少しボリュームを上げて、

「これなら誰にでもできるやん！」

医薬品を適切かつ迅速に揃え、患者さんに服薬指導するなど、薬局薬剤師の業務が大変なことをふまえたうえで、「これなら誰にでもできるやん」とあえて言ったのだと思います。

もっとたくさんの薬局薬剤師が在宅医療に目を向け、そして仲間が増えることを望んでいるからです。

薬局内での薬剤師の基本的な役割として、

① 薬剤情報の提供
② 薬剤服用歴の管理
③ 処方医への疑義照会
④ 残薬の整理

この４項目を取り上げました。

⑶ 残薬の問題

講演の資料のひとつとして、残薬が大量に放置されている衝撃的な写真を見せてくれました。

そこには、患者宅に保管された大量の薬が写っていました。特に在宅医療では、高齢者の「残薬」が深刻な問題で、ほとんどのケースでは、処方された医薬品を管理しきれずに、症状が悪化するケースも少なくないとのことです。

多くの残薬の写真の中で、特に印象が強かったのは、未使用のインスリンが１００本以上山のように積まれていたものです。受講者は口をそろえて「患者さん大丈夫なん？」と言ってい

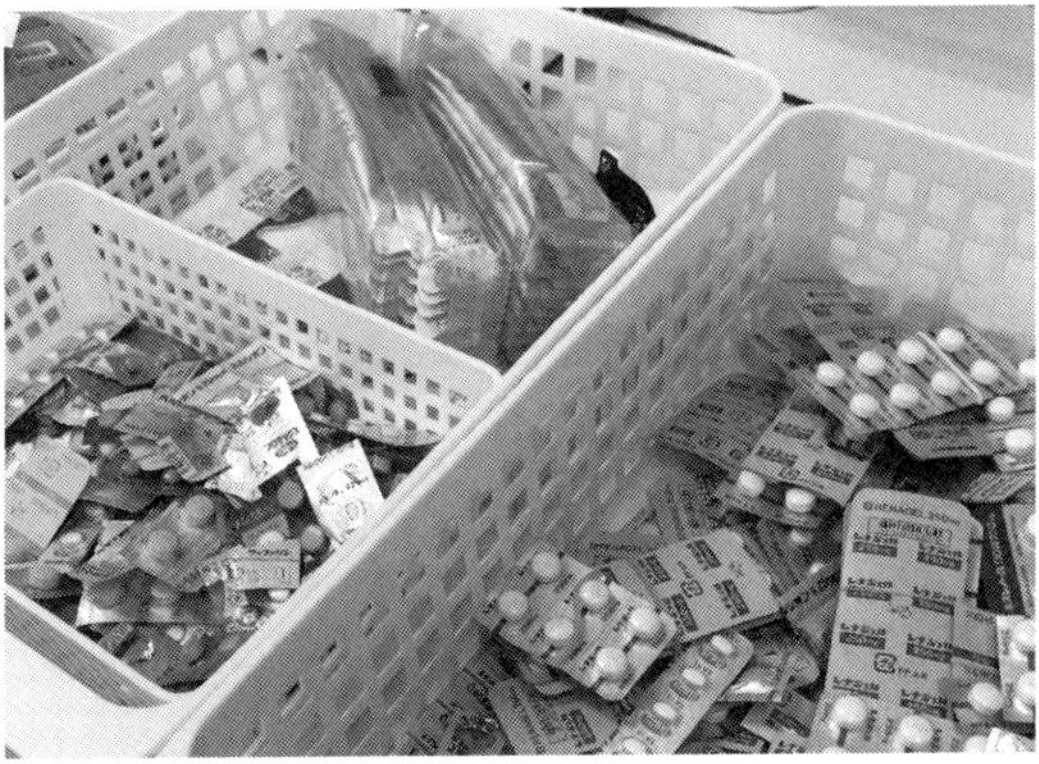

残薬の実態（杉本香織先生提供）

ました。

患者のことを思いながら手渡した医薬品が、在宅訪問した際に手付かずのまま残っている時のショックは一言では言い表せないとしながら、「嫁に出した娘が帰ってきたかのようです」と本当に残念そうでした。

在宅訪問すると、めちゃくちゃに保管されている医薬品を目にすることが多いようで、そのような医薬品について、「薬剤師は、何が何だかわからなくなったお薬の整理が得意です」と言っていました。

薬剤師にはおなじみだと思いますが、一包化したり、患者が飲み忘れのないように服薬カレンダーを用いて、定期薬は週間カレンダーへ、頓服薬は効能を大きく記載してポケットへ、といったように患者用の手作りの薬棚を作ったりしています。

ひとつひとつの薬を明確に理解できるように工夫することで、「よくわからない薬は服薬したくない」と言っていた患者さんにもわかりやすく説明でき、また投与された医薬品を整理することで、処方箋どおり使用してもらえます。

その結果、課題であった残薬問題や症状の悪化についても解決につながるとのことでした。

⑷ 薬剤師が在宅訪問するには

ここでは、在宅訪問での医師の指示の代表例を4つ挙げました。

① 服薬状況の改善
② 理解、納得した服薬への関与
③ 身体疼痛緩和への関与
④ 複数医療機関の薬をひとつの薬局が管理

対象としては、がんターミナル、認知症、パーキンソン病、脳梗塞後遺症、筋萎縮性側索硬化症（ALS）、小脳変性症などの患者が多いとのことでした。

先生によると、在宅訪問に至るにはいくつかのパターンがあり、薬局薬剤師がこれらのパターンを理解することで、在宅医療にかかわる薬剤師は増えます。

多くの薬局薬剤師は、医師からの指示書がなければ在宅訪問ができないと思っているのですが、医師に後から指示をもらうパターンでも問題ないのです。この概念を知っていれば、在宅訪問の対象患者はぐっと増えるとのことでした。

患者宅を訪問してみて、その必要性があると思えば、医師に指示書を書いてもらえばいいのです。医師の指示がないと訪問してはいけない、というわけではないのです。薬剤師が訪問の必要性を見極めて、後から医師に指示を依頼するという積極性を持とうじゃありませんか、と。

(当然のことながら、医師の指示がない時点では、訪問にかかる点数は算定不可ですのでご注意ください。)

期間限定訪問の提案もひとつの手段となるようで、「漠然と訪問し続けるのではなく、1か月とか3か月とか目標を定めて、きちんと管理でき、服用状況が改善されるまでの訪問とする」、そして「改善すれば訪問は終了する」ということです。

期間限定案を患者さんに説明する時、「この期間だけは少し負担金が高くなるけれど、あなたの状態がよくなるためだから」と言ってみてください。納得してくれる方は多くいます。もちろん患者さんが望めば、訪問を続行することがあってもよいわけです。

訪問終了後はどうするのか？　それはケース・バイ・ケース。家族やヘルパーが薬局に取りに来たり、本人が通院したりするケースもあるでしょう。とにかく「点数を算定するための押し売り的訪問」にだけはならないようにしたいものです。

しつこいようですが、寝たきりで通院が無理な人のみ訪問する、という概念は捨ててください。通院が多少でも困難であり、管理が不十分な場合は在宅訪問の対象者となり得ますし、点数算定も可能なのです。

ＡＰ研修会の最後に、当社が考えている多職種連携会「小さな顔の見える会」について、先生のご意見を伺ったところ、「あるようでなかった取り組みであり、地域包括ケアシステムの中では、有意義な会になる」と背中を押していただきました。そして「小さな顔の見える会に一人でも多くの薬剤師を誘って、店（薬局）の外へ出して」と言われたことは、強く印象に残っています。

ＡＰ研修会から学ぶⅡ　患者の最後の願いを叶える

もう一人、ＡＰ研修会の講師として、２０１８年11月に招聘した神戸市の医療法人慈恵会 北須磨訪問看護・リハビリセンターの看護師である藤田愛先生の講義も紹介します。藤田先生は訪問看護師として活躍していて、医療や介護での対応を超え、患者さんや家族の生活と心の支えになっていると感じ、大変印象に残りました。

先生が強調したことは、看護師の「看」という字は、「手」と「目」でできており、「護」という文字には身を守る、という意味があるということです。つまり看護とは、手と目で人を看護ることであると教えていただきました。

藤田先生の講演では、若い頃に初めて訪問看護師として在宅医療にかかわった時に亡くなった、患者さんとの約束の話が心に残っています。

それは、一言で表すと「高齢者の最後の絶望と無念」というものでした。主治医と患者さんのご家族が、患者さんの寝ている隣の部屋で胃ろうを入れる話を進めていたそうです。後日、患者さんから「私の人生、私の命なのに、なぜ私の希望を訊ねてもらえないのですか。なぜ先生と家族だけで胃ろうを入れる話をしているのですか。そんなものなどしたくない。最後まで食べ続けたい。だめなら、それが私の寿命です。私は入院などせず、家にいたいのです。お願いです……」。

しかし、その願いは届かずに胃ろうを造設し、退院後、介護負担のため療養型病床へ入院したものの、2週間後に亡くなられたそうです。

この時、藤田先生は自分が力になれなかったことを悔やみ、以後は本人の最後の願いを叶える看護をすると決意したそうです。そして、一人でも多くの患者さんの願いを叶えるため日々奮闘されています。

勤務されている訪問看護ステーションの利用者総数は365人（2017年）、主傷病名（複数疾患）は、多い順に、心疾患、高血圧、悪性腫瘍末期、認知症、筋骨系、脳血管障害、糖尿病、慢性閉塞性肺疾患（COPD）など広範囲にわたっています。また、年齢は80歳以上が全体の6割を占め、同居世帯の状況は高齢者独居、夫婦のみが全体の

7割だそうです。

自宅で最期を迎えたいとの患者さんの要望に応えることができた事例の中のひとつを紹介します。

医療による命の維持か、本人の願い通り自宅で終末期を過ごすことを優先するのか、大変悩ましい問題です。

患者は90歳代の男性で、慢性心不全（末期）、心房細動、糖尿病、閉塞性動脈硬化症で左足を切断されており、歩行不可で、1年以上入院中の方です。認知症の奥さんと2人暮らしをしていましたが、奥さんは夫の世話は「できない」「わからない」の状態です。2人の娘さんがいますが、それぞれ家庭を持っています。

これまでの関係で患者さんと家族とは情緒的なつながりを失っており、患者さんが入院後は、家族は一切手伝わない状態でした。そこで、自宅での生活は無理と判断され入院となりましたが、患者の「家に帰りたい」という気持ちは強く、ストレスからか情緒不安定になり、大声で叫んだり、車椅子で徘徊するようになったそうです。病棟看護師は、本当にこのままでいいのだろうかと思い、医療ソーシャルワーカー（MSW）およびケアマネジャーは、「自宅へ帰してあげたいが無理」と判断したとのこと。しかし、訪問看護師だけは「もちろん帰そう」と考えていました。

そこで、退院実現に向けて退院前カンファレンスが行われ、全員の一致が必要な3項目について合意形成がなされました。それは、医療より患者本人の意思、満足度を優先させる。そして、患者、家族、関係者ができる範囲を医療と命の限界とする。さらに、24時間常に守れる完全な命、安全の保証などない、良くない事態が起きても誰のせいでもないことを理解し、認め合う、というものでした。

予後予測に基づいた具体的な打ち合せ内容は、まず、容体の急変については、想像できるパターンを想定し、あらかじめ対応を取り決めておき、ヘルパーの恐怖や不安を話し合い、何かあったら訪問看護師がサポートするという体制を組むことでした。

次に、安全第一とするが過剰サービスはせず、夫婦の穏やかな生活を重視するというものでした。

通院透析を週3回実施し、担当は医師、透析看護師およびMSW、在宅では、主治医が隔週で訪問診療を行い、訪問看護師は週3回、ヘルパーは毎日2回、そしてケアマネジャーが支援することになりました。さらに、薬剤管理の限界に合わせ処方薬の見直しを行い、医薬品数をそれまでの10種類から5種類に減薬しました。ここまでの話し合いの過程で、家族、関係者ともに退院に躊躇がなくなったそうです。

退院後の患者の希望はふたつあり、ひとつは、妻と一緒にただ普通に家で過ごすこと。ふたつ目は、最期は畳の上で死ぬと決めていること。このふたつをしっかりと頼みます、ということでした。そして、希望が叶い退院となりました。この時病室で撮った写真の表情は生気のないものに見えましたが、翌日自宅に帰ってソファに座り、奥さんや娘さんと話している写真は、一家の主の顔になっており、同一人物とは思えないくらいよい表情をしていました。

1か月後、朝の訪問でヘルパーが異変に気づき、連絡を受けた訪問看護師が緊急訪問しました。訪問看護師は、救急搬送すれば救命の可能性はあるものの、漸進的な回復および再度家に帰ることは無理だろうと見立てました。本人の意思を尊重してこのまま見守ってよいのか、心が揺らぐ状況となりました。

そこで、事前の取り決めに従い、「答えはない。全員で決める」が実施されることになりました。通信機器を使い、緊急カンファレンスが行われ、訪問看護師は今起きている状況と、病院搬送のメリット、デメリットについて、それぞれの意見を聞き、ひとつにまとめました。

在宅主治医は診察中ですぐに訪問できない状況でしたが、倫理的には救急搬送という意見でした。家族は悩み、「救急搬送をして治療を受けたら元に戻りますか？　覚悟はできています。このまま見守ってはだめですか」と言われたそうです。

病院主治医およびＭＳＷは、「難しい判断ですが、ここに来ても命は救えないし、これまでの経過から、それでもよいでしょう」という意見、ケアマネジャー、ヘルパーとも、「判断はできないけれど、どちらに決まっても納得、賛成します」ということでした。

ふたたび在宅主治医はこれらの意見について了解し、「診療が終わり次第、往診します」

ということになりました。

訪問看護師は在宅医師到着までの間の状況を予測し、在宅主治医の指示を確認し、医師不在でも訪問看護師で対応可能とし、関係者間での「在宅でこのまま」の合意を形成するに至ったわけです。

その結果、患者さんは、緩和ケアを施されて苦しさから解放され、奥さんや娘さんたちに見守られながら、3時間後、安らかに永眠されました。後日、家族の方々から一点の悔いもないとの言葉をいただけたそうです。

患者本人の意思を最後まで尊重できた要因は、退院前に関係者全員による合意を形成し、予後予測に基づく対応、連絡方法などを取り決めたこと。さらに、最後まで局面ごとに、何を大事にするか、そして選択肢を決定することを支援し、患者の症状の緩和ができたこと、と話していました。

他の事例も含め、多職種連携の重要性が際立っています。在宅主治医が中心の地域医療での多職種連携に加え、病院主治医や病棟看護師がひとつのチームとなり、そこへ本人と家族が加わり、一人の患者の最後の希望が叶えられるのです。

藤田先生から「目の前で家族が胸を押さえ苦しんでいたらどのような行動をとりますか?」と質問され、ほとんどの受講生は「救急へ連絡する」と回答しました。

倫理上、それが正しい答えです。

しかしながら、病院へ搬送されても治らない段階で、本人の希望が自宅で最期を迎えたいというものならば、苦痛緩和をはかるための在宅医療でその希望は訪問看護師として叶えたい。いくら退院して自宅に戻っても、このようなケースの多くが、本人の意思に反して病院へ搬送され、そのまま亡くなることが少なくない。

これらを回避するには、本人や家族を含めた多職種連携が重要であり、さらには全員が納得する話し合いを行わなければ、患者の最後の願いを叶えることはできない、と話していました。

「小さな顔の見える会」が本格始動

ＡＰ研修の第1期生20人が社内認定試験に合格し、晴れてＡＰ誕生となりました。以後、2期生、3期生へと研修は進化しています。同時に、医師を中心とした「小さな顔の見える会」の開催支援も開始しました。

先に述べたように、地域包括ケアシステムは行政主導型の地域連携システムであり、基本的には中学校区を連携単位として定められていますが、現実問題として、中学校区を単位として、医療従事者と介護従事者が連携していくことは容易でないという指摘も少なくありません。

そこで、私たちが導き出した「小さな顔の見える会」は、ＡＰが中心となり、地域ごとの特徴に応じた関係づくりを推進することにしました。医師とその近隣のコメディカル、介護従事者が一堂に会する「小さな顔の見える会」は、参加者の関係構築の場となり、少人数で行うことで自然と参加者全員がディスカッションに加わることができるのではないかと考えました。多職種の連携が深まることは、その先にいる患者やそのご家族および地域に、よりよい医療・介護を提供することにつながると信じ、活動を始めました。

記念すべきひとつ目のグループが誕生した時は、とても嬉しく、胸が高鳴りました。と同時に、「本当に意味のある会なのか」「終了後に参加者から不満の声が出ないだろうか」と心配のほうが大きくなっていきました。

しかし、心配する必要はありませんでした。参加者から、感謝の声と会の継続を要望され、その場で次回開催が決まりました。

これを機に、本格的に「小さな顔の見える会」の普及活動が始まりました。

その結果、２０２０年11月末日現在、大阪府１９９件、兵庫県２１０件、京都府１０４件、滋賀県46件、奈良県17件、和歌山県38件と近畿２府４県で計６１４件の「小さな顔の見える会」が発足するに至りました。

参加者は、当社社員の参加者を除いて、累計で５０２１人にのぼります。

その職種と人数の内訳は後述しますが、一番多く参加した職種はケアマネジャーであり、医療職との情報共有を求めていました。

1回の平均参加者数は約8人です。614件の多くのグループに共通することなのですが、初めて集まる会では参加者の自己紹介から始めます。そこではほとんどの方が「初めまして」と挨拶をします。

想像以上に地域での多職種連携会は進んでいないのだと思いました。日常業務として電話やファクスなどでの「連絡」は行っていても、顔を合わせての「連携」はできていないことに少々驚きました。

「小さな顔の見える会」では、毎回参加者にアンケートをとっています。その内容をここで一部紹介します。

Q1　今後取り上げてほしい議題

（回答の多い順に）在宅医療、認知症、薬、緩和ケア、他職種の業務内容、介護サービス、摂食嚥下、口腔ケア、福祉用具、など。

Q2　この会に期待すること

（回答の多い順に）顔の見える関係づくり、自身のスキルアップ、地域の情報共有、など。

Q3　意見、感想

どの職種も前向きな意見が多く、特に訪問看護師やケアマネジャー、ヘルパーの回答では、参加してよかった理由に「医師と会えたこと」や「直接話ができたこと」を挙げる人が多く、医師や薬剤師からの回答では、参加してよかった理由に「介護職の話を聞けたこと」がありました。

行政主導の地域包括ケアシステムと題した大きな会に参加した時には、多くの連携事例や地域活動の紹介があり、そのたびに地域連携は進んでいると感心しましたが、その一方で「小さな顔の見える会」でのアンケートでは、前述のような感想が多く、医介連携はまだまだ進んでいないと思わざるを得ませんでした。

アンケートの中には他職種から薬剤師への意見もあり、これらをまとめましたので、そのいくつかを紹介します。

Q4　他の職種の方々から「薬剤師」への意見（抜粋）

「医師、薬剤師と一緒に考えることができた」（ケアマネ　30代男性）

「薬剤師の生の声が聞けてよかった。今後のクリニック運営に生かしていきたい」（医師　40代男性）

「近所の方や薬局の人と関わりが持てたのでよかった」（受付事務　40代女性）

「薬局の実情を聞く機会を持つことができ、勉強になった」（ケアマネ　50代女性）

「薬剤師と話す機会があまりないので、薬のことなどが聞けてよかった」（ケアマネ　50代女性）

「次に取り上げて欲しい議題は、他機関との連携をどのようにされているのかということ。困り事などの意見交換も行いたい」（主任ケアマネ　50代女性）

「薬局薬剤師の業務について」（病院　30代女性）
「薬剤師も介護との連携を始めてきていると実感した」（ケアマネ　60代女性）
「薬の話など、とても勉強になった」（ケアマネ　40代女性）
「薬剤師の発言・意見が少なかったのが残念で、薬の専門的な意見が聞きたかった」（主任ケアマネ　40代女性）
「新しいインスリンや薬剤情報があれば、こういう機会をつくってほしい」（訪問看護師　40代女性）

初回の「小さな顔の見える会」に限定すると、薬剤師の発言が一番少ないという結果になりました。在宅患者についての意見交換になると、医師と訪問看護師が中心になり、いきおいその他の職種の方は入りにくい話題のようです。しかし、この問題は初回だけで、会を重ねるごとに薬剤師の発言は増えていきました。薬についての話になると、医師と薬剤師以外の方々はやはり蚊帳の外になりやすいようです。

参加人数の平均が約8名と少ないので、2回目以降の会では、自発的発言のない方はほとんどいません。顔の見える関係になると話しやすくなるようです。

薬剤師からの声も紹介します。

「疑義照会に関して、今までは処方元への問い合わせなどに神経を使っていたが、医師の治療方針や考え（性格）がわかり、いい意味で敷居が低くなった」

「患者やその家族からの福祉用具に関する問い合わせには、わからないので対応できていなかった」

「参加していた医師やケアマネジャー、福祉用具専門相談員から問い合わせ時の対応について教えてもらえた」

「処方箋を持たずに薬局を頼って介護関係の相談に来る地域住民は少なくない。医師や介護従事者と連携をすることで、かかりつけ薬局・薬剤師として地域住民の期待に応えられる」

などの声がありました。

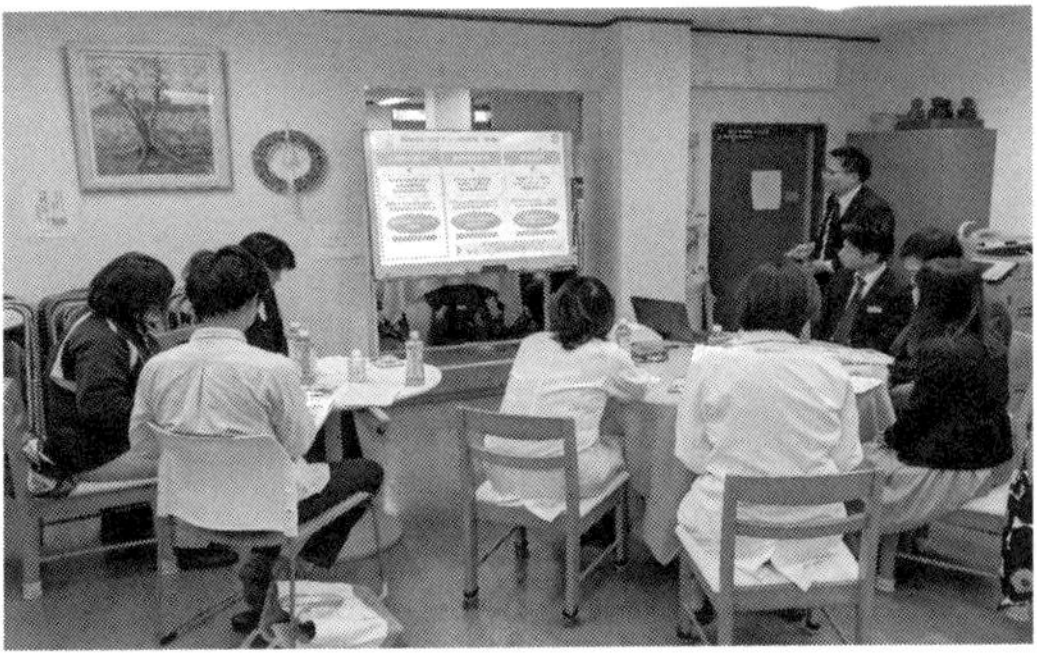

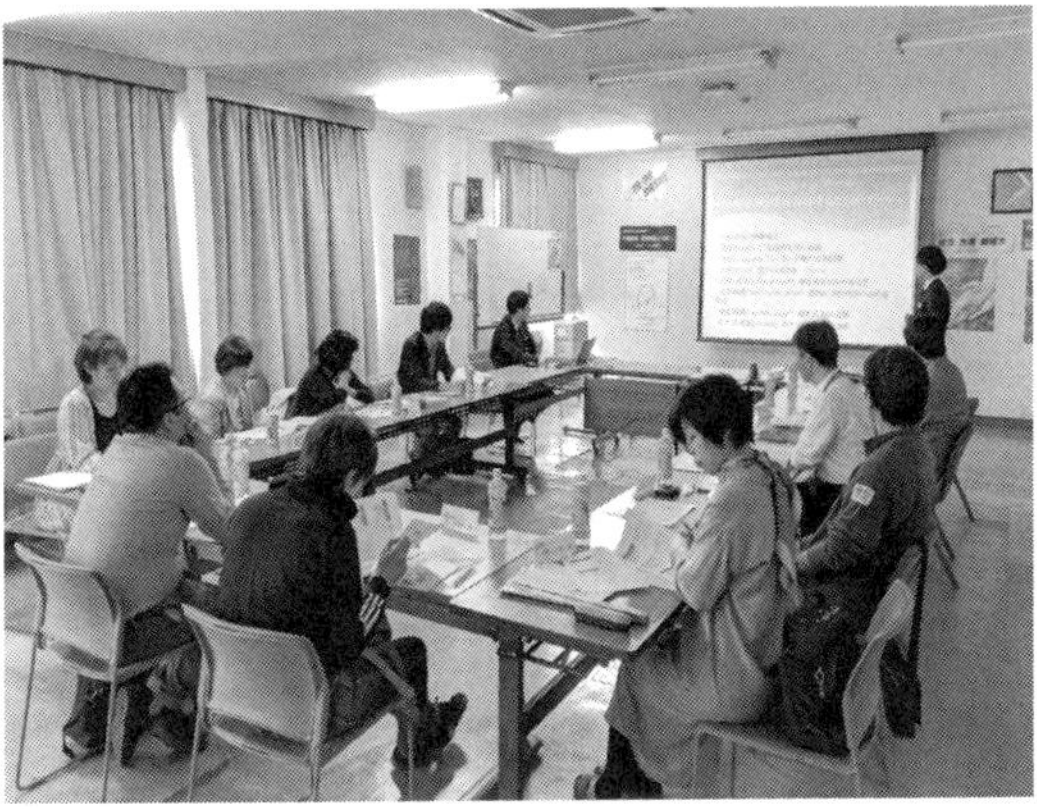

「小さな顔の見える会」(2019年4月)

「小さな顔の見える会」結果を分析すると

2016年6月～2020年11月に開催した「小さな顔の見える会」を分析したところ、以下のような結果が得られました。

この間の「小さな顔の見える会」の開催回数は合計1045回です。

参加者の人数を職種別に見ると、ケアマネジャー（1139人）、薬剤師（897人）、医師（663人）、看護師（611人）の順になりました。その他に分類した職種には、訪問看護師、地域包括支援センター職員などが含まれます（図5）。

以降はアンケートに記入してくださった方の集計分なので、合計の数字は異なりますが、参加者の男女比率は男性583人（33%）、女性1210人（67%）で全体の3分の2が女性となっています（図6）。

また、以下のように、職種ごとに男女比率は異なっており、興味深い結果になりました。

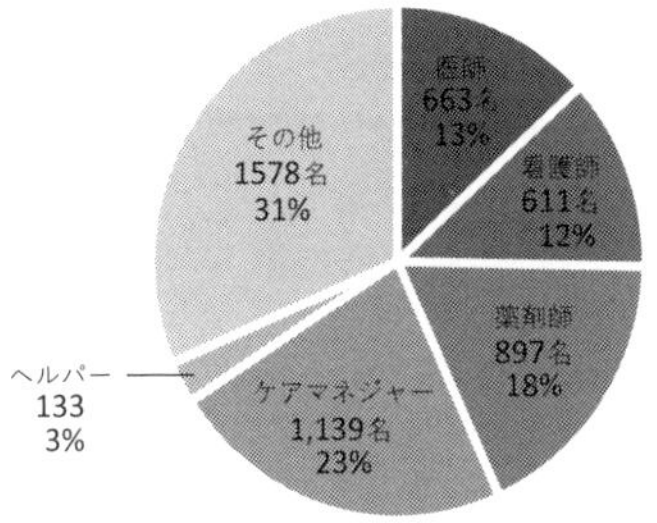

図５　「小さな顔の見える会」参加者―職種別
（2016年６月～2020年11月開催分）

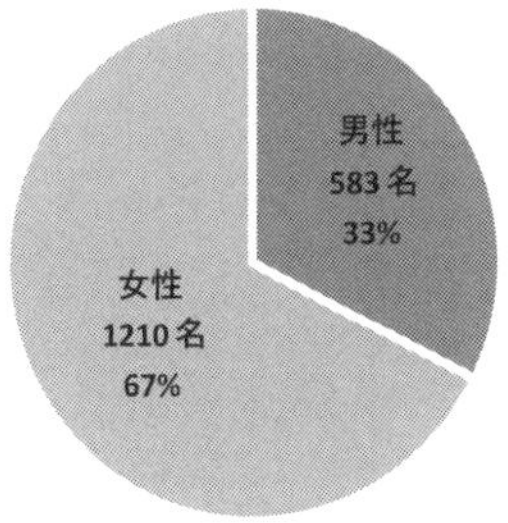

図６　「小さな顔の見える会」参加者―男女比 ※未記入者除外
（2017年11月～2020年11月開催分）

医師（216人）：男性194人（89・8％）、女性22人（10・2％）薬剤師（332人）：男性154人（46・4％）、女性178人（53・6％）看護師（342人）：男性12人（3・5％）、女性330人（96・5％）ケアマネジャー（374人）：男性84人（22・5％）、女性290人（77・5％）ヘルパー（32人）：男性4人（12・5％）、女性28人（87・5％）

参加者の職種別男女比では、医師以外は女性が多く参加していましたが、薬剤師に関してはほぼ同数に近い結果です。

次に、参加者の年齢構成比および開催曜日を比較すると、図7に示すように、年齢では40歳代、50歳代が多く、開催曜日では水曜日、木曜日が多い結果となりました。

そこで、「小さな顔の見える会」の開催時間帯と実施時間を詳しく見ると、表1に示したような結果が得られました。

「小さな顔の見える会」の開催曜日と開催時間帯に特徴のある結果が得られました。

水曜日26・8％、木曜日26・0％に多く開催されており、月曜日から金曜日の平日に開催されるケースが全体の94・8％を占めていました。

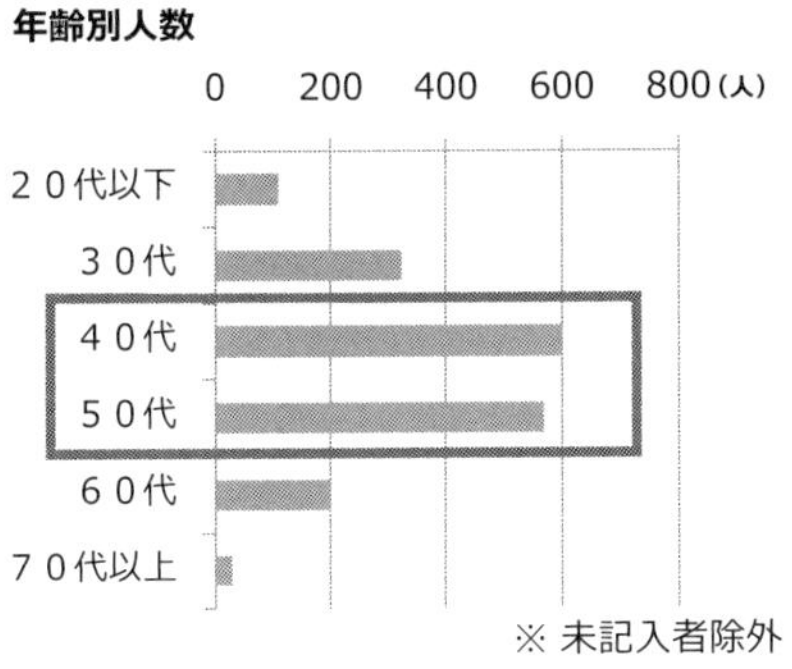

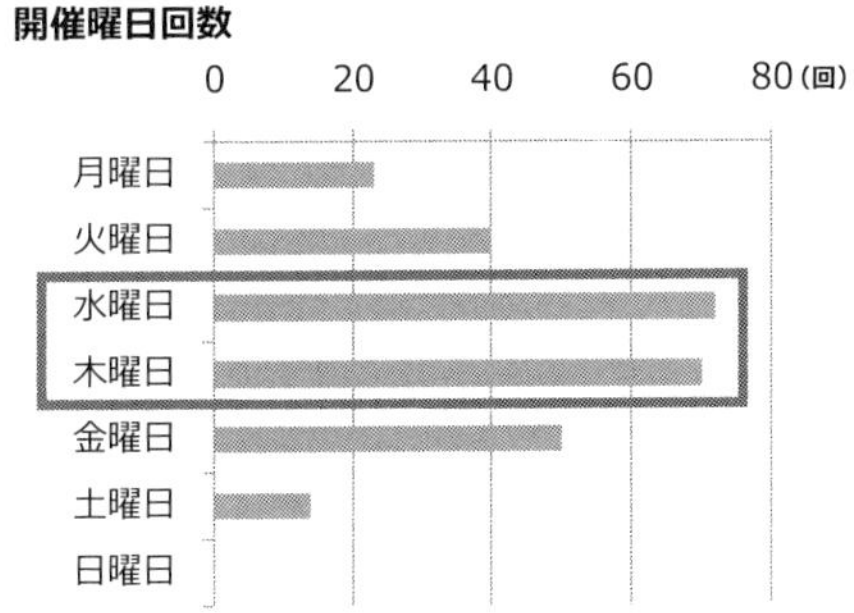

図 7　「小さな顔の見える会」参加者―年齢構成比、開催曜日
（2017 年 11 月～ 2020 年 11 月開催分）

また、開催時間帯は12時、13時、14時台に集中しています。これらは開催場所がクリニックの待合で行うケースが多いことが理由のひとつとなっています。クリニックの午後休診は水曜日と木曜日が多いことを反映していると考えられます。

現在開催されている研修会、セミナーおよび講演会などの多くは開始時間が17〜19時であったり、開催日が土曜日や日曜日が多く、そのため、家庭を持つ医療者や介護者には参加しづらい状況であるように思います。

平均8人で行われている「小さな顔の見える会」の実施時間は1時間が52・8%、次いで45分が12・8%です。勤務時間外で行われる会とは異なり、勤務時間内で用を足すことができるため、労働時間や時間外手当など、雇用する側とされる側の双方にメリットがあります。地域医療にかかわる実務者の集まりは、働き方改革に沿った現実的なタイミングで行われていることが明らかとなりました。

近畿2府4県の市区町村別の開催状況を見ると、全193市区町村のうち163の地域で開催していました。市区町村の捉え方は参加医師の病院およびクリニックの所在地

表1　「小さな顔の見える会」参加者—開催時間帯、実施時間
　　（2017年11月〜2020年11月開催分）

開催時間帯

12時台	38回	22%
13時台	42回	24.3%
14時台	41回	23.7%
15時台	9回	5.2%
16時台	4回	2.3%
17時台	10回	5.8%
18時台	10回	5.8%
19時台	15回	8.7%
その他	4回	2.5%

実施時間

0時30分	20回	12.1%
0時45分	22回	13.3%
1時00分	86回	52.1%
その他	37回	22.5%

表2　「小さな顔の見える会」開催状況（市区町村別）
　　（2016年6月〜2020年11月開催分）

2府4県のカバー率

2府4県	163/193	84.5%
大阪府	62/67	92.5%
兵庫県	42/45	93.3%
京都府	27/31	87.1%
滋賀県	12/16	75.0%
奈良県	11/15	73.3%
和歌山県	9/19	47.3%

で計算しています。国の指標では、地域包括ケアシステムは中学校区としており、一方、「小さな顔の見える会」は町内会的エリアのような小さな単位の開催で、単純比較することには無理がありますが、あえて地域のカバー率としてみると表2のような結果になりました。カバー率の地域差についての評価は現段階で時期尚早と考えています。

地域医療は医師だけでは成り立たず、また、多職種連携に医師がいなければ深まらないと考えています。医師らと地域医療の話をしていると、さまざまな悩みが上がってきます。その中で最も弊害となる事象として、自治体や医師会が実施している連携会と並行して別の会に顔を出すと、どうしても軋轢が残るような気がするという指摘があります。しかし実際には、そのようなことはないようで、兵庫県下で行われた「小さな顔の見える会」に医師会役職者の先生が参加し、「小回りが利いて、有益な情報が得られる会」という評価もいただいています。このことは、本書を通じて医師の皆様に届けたい大切なメッセージのひとつです。

また京都府下における事例でも、「少人数制にこだわり、参加者全員から意見を聞くことを目的にしている」と医師会学術担当の先生に伝えたところ、深く共感していただき、「大きな連携会では一方通行の情報伝達にとどまってしまうという悩みがある」と吐露されました。

医療の高度化や疾病構造の変化から、大まかな指針ときめ細やかな情報共有・伝達が強く求められているように感じます。後者における地域医療の円滑化に「小さな顔の見える会」は有益との評価をいただいています。

地域医療の発展のためには、私は医師会などが実施する従来の連携会に加え、地域医療を支える医師が中心となり、そこに関わる多職種の方々がそれぞれの所属団体・施設の枠を超えた話し合いの場を持つことが必要だと感じました。団体主体などに加えて他の団体や個人が気軽に参加できるハイブリッド式のほうが、より多くの課題や意見収集の機会になり、連携の質を高めることができると確信しています。

第4章

「地域包括ケア」に薬剤師はどう反応したか

薬局の「地域包括ケア」実情

第3章で、薬局薬剤師・杉本先生の活動を紹介しましたが、一般的に「地域包括ケア」という概念が広まったのは、2012年度からの第5期介護保険事業計画において、地域における医療・介護・福祉の一体的提供（地域包括ケア）の実現に向けた検討が開始され始めた頃です。

すでに、有識者をメンバーとする地域包括ケア研究会から2008年に老人保健健康増進等事業として発行された報告書には、2025年を目標として、あるべき地域包括ケアの方向性と解決すべき課題が報告されています。

また、2015年10月23日に厚生労働省から公表された『患者のための薬局ビジョン』には、副題「門前からかかりつけ、そして地域へ」のとおり、地域包括ケアに対応した薬局の将来像が示されています。

2025年までにすべての薬局が、かかりつけ薬局としての機能を持つことを目指し、薬剤師の業務内容を従来の対物業務から対人業務へシフトするよう求めています。さらに、２０１６年2月12日、医薬品医療機器等法施行規則が一部改正され、同年４月より健康サポート薬局が法令上に位置づけられました。

そこで、薬剤師の「地域包括ケア」への関心度とそれらへの取り組みの実態を、（公社）日本薬剤師会の学術大会抄録公開ページを参考に、調査してみました。

この学術大会抄録公開ページでは、２０２０年10月８日現在、第43回日本薬剤師会学術大会（２０１０年長野）から第51回日本薬剤師会学術大会（２０１８年石川）までのタイトル・本文・キーワードの検索が可能となっています。そこで「地域包括ケア」をキーワードとして検索してみると、表３に示すように、全部で３５６件報告されていました。

第43回大会（２０１０年長野）では「地域包括ケア」に関連した報告はありませんでしたが、第45回大会（２０１２年静岡）で初めて慶應義塾大学大学院教授田中滋先生が「地域包括ケアシステムの実現に向けて 地域のニーズに応える専門職の役割」というテーマで特別講演をされています。田中先生は前述した「地域包括ケア研究会 報告書」の研究会座長を務めた方です。

また、この時には分科会でも「地域包括ケア」に関連した報告が採択されており、すでに口頭・ポスター発表が3件あります。

その後も特別公演、セミナー、学会共催シンポジウム、パネルディスカッションおよび分科会などで「地域包括ケア」関連報告の採択数が年々増加しており、主催者である日本薬剤師会としての関心度がうかがえます。

ここで注目したいのは、図8に示すように、口頭・ポスター発表の件数です。右肩上がりに増加しています。特に『患者のための薬局ビジョン』が公表され、「健康サポート薬局」制度の開始後の報告数は一挙に増加しています。

多くの薬剤師が「地域包括ケア」に注目しているのです。

実際には、学術大会での研究発表としてまとめられなかったもっと多くの「地域包括ケア」への取り組みがなされているものと推察します。

表3　日本薬剤師学術大会（2011年－2018年）における「地域包括ケア」関連報告数

	第43回 2010年	第44回 2011年	第45回 2012年	第46回 2013年	第47回 2014年	第48回 2015年	第49回 2016年	第50回 2017年	第51回 2018年
特別講演	0	0	1	1	0	0	0	1	3
在宅医療セミナー	0	0	0	0	0	1	0	0	0
学会共催シンポジウム	0	0	0	0	0	0	3	0	0
パネルディスカッション	0	0	0	0	0	0	0	3	0
分科会	0	0	3	3	8	15	25	24	15
口頭・ポスター発表	0	0	3	9	16	40	44	66	72

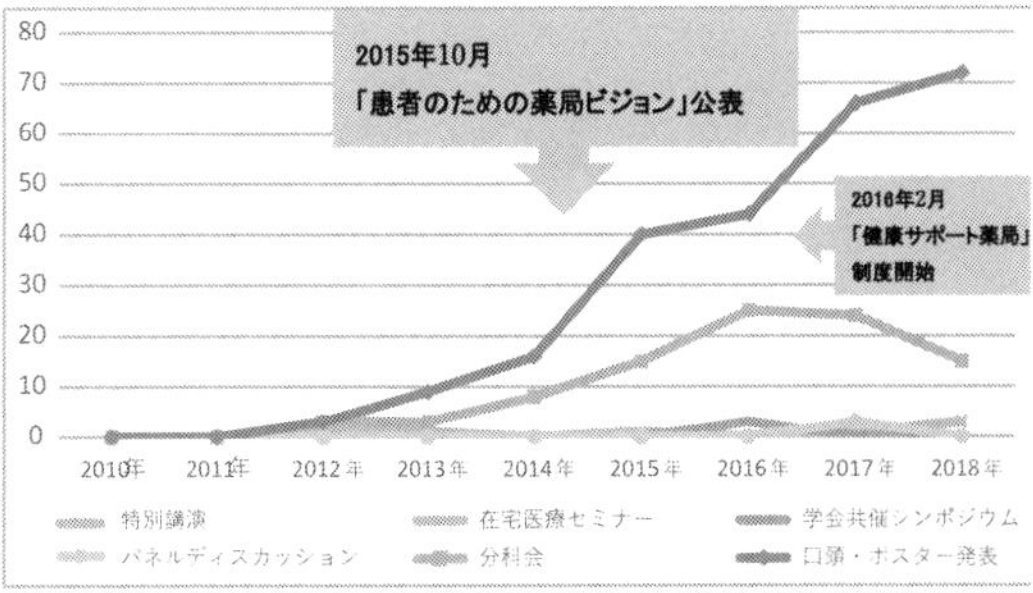

※第44回（2011年 宮城）は震災のため中止
（出典（公社）日本薬剤師会ホームページ学術大会抄録公開ページ（http://www.nichiyaku-di.jp/congress/）より作成）

図8　日本薬剤師学術大会（2011年－2018年）における「地域包括ケア」関連報告数の推移

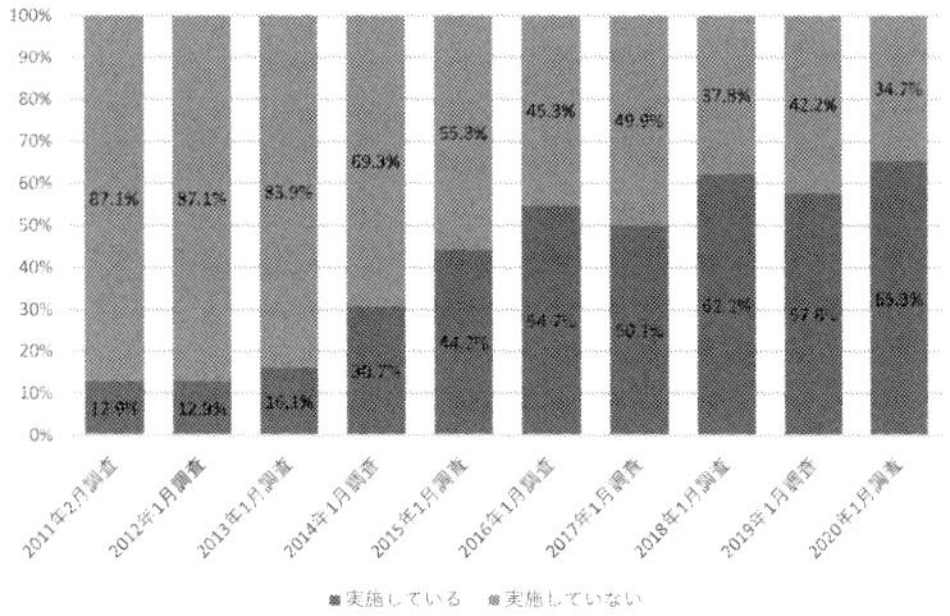

図９　薬局による在宅業務（訪問薬剤管理指導）実施率
（出典：藤井 江美、薬局薬剤師の業務「第５回薬剤師の養成及び資質向上等に関する検討会」資料（https://www.mhlw.go.jp/content/11121000/000705454.pdf）より作成）

現在厚生労働省は、「薬剤師の養成及び資質向上等に関する検討会」を開催しています。２０２０年12月18日に第5回検討会資料が公開されました。その中で、日本保険薬局協会の藤井江美先生による「薬局薬剤師の業務」の資料が掲載されています。

そこでは、２０１１年２月には訪問薬剤管理指導料を算定している薬局は12・５％に過ぎなかったものの、２０２０年１月の調査では65・３％（２１７８件／３３３５件）となり、在宅医療に参画している薬局が大幅に増加している実態が示されています（図９）。

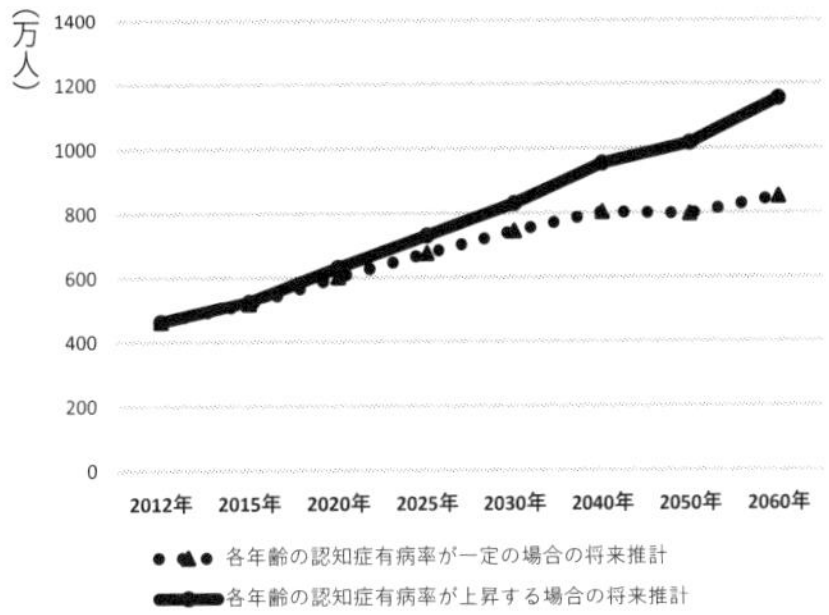

図 10　日本における認知症の高齢者人口の将来推計
（出典「日本における認知症の高齢者人口の将来推計に関する研究」（平成 26 年度厚生労働科学研究費補助金特別研究事業（https://www.mhlw.go.jp/content/000524702.pdf）

認知症への関心の高さ

「日本における認知症の高齢者人口の将来推計に関する研究」（平成26年度厚生労働科学研究費補助金特別研究事業 九州大学 二宮教授）による速報値から、「認知症施策推進総合戦略（新オレンジプラン）の概要～認知症高齢者等にやさしい地域づくりに向けて～」（平成27年1月策定・平成29年7月改定）では、図10に示すように２０２５年の認知症の有病者数は約７００万人となることが予測されています。

先述のとおり、「小さな顔の見える会」で2番目に取り上げることの多いテーマが「認知症」です。ここで、認知症についてのアンケート結果を職種別に紹介します。

「認知症について困っていることがあるか」に対しての回答は、回答者415人中、「困っていることがある」306人、「困っていない」109人でした。

「困っている」と回答した人たちのコメントの一例を職種別に見ていきましょう。

〈医師〉

一人暮らしの認知症患者に対する服薬アドヒアランスをどのように向上させていけばよいか（40代男性）／家族のケアについて（40代男性）／独居の場合など規則正しい内服や受診ができないことがある（40代男性）／薬剤がしっかり服用できているかどうか（60代男性）

〈薬剤師〉

薬の服用が難しい独居の方の扱い。例えば家族の方に電話をして注意を促したり、へルパーなどに継続的に支援をお願いしたりする方法はないか？（60代女性）／どこまでアプローチしてよいのか、しすぎて自立性を損ねてしまうのではないか、薬局の窓口だけではわからないことも多い（30代男性）／飲み込みが悪く飲みきるのに時間がかかる（20代女性）／認知症の方ほど〝できている〟〝問題ない〟と言う（40代 女性）／薬の飲み忘れ、飲み残し、飲み間違い（複数名）

〈看護師〉

インスリン管理（50代女性）／一人暮らしの方の対応、処置（50代女性）、処置や内服の理解がないので、単独での対応が難しい（60代女性）

〈ケアマネジャー〉

家族の疲労、負担（複数名）、家族がなかなか認知症を受け入れられず（信じられない）本人との関係が悪くなる（40代女性）／介護者が付き添っていない時に認知状態が不安定になる（40代女性）／財産整理、後見人拒否（50代女性）／病院に行こうとしない（50代女性）／物忘れが（ひどく）出始めているが、鬱からなのか元々の性格もある

のか等、判別しにくいことが多々ある（30代女性）

〈医療事務・栄養士・ヘルパー・相談員〉

こちらの言ったことが伝わっているのか、よくわからない（医療事務30代女性）／食思不振は認知症が原因と思われるが、脳のどの部分の機能が低下しているか不明でアプローチの仕方がわからず困ることがある（病名も単に「認知症」としか記載がない場合も多い）（栄養士30代男性）／家族、本人の意見の違い（ヘルパー40代女性）／精神科受診必要性の判断（相談員30代女性）

アンケートの回答から見えてきたのは、各職種ともに内容は異なりますが、独居で認知症を患っている方への不安が、そうでない方に比べて多いということです。薬剤師の回答を見ると、処方した薬が適切に服薬できているかわからないこと、また接し方などの対応については、アプローチの度合いにより自尊心を傷つけないか、などが多いようでした。

公益財団法人杉浦記念財団の榊原幹夫先生らによる「薬局薬剤師を対象とした認知症困難事例についてのアンケート調査」では、薬剤師業務の中で認知症の人に関しての困難経験は「よくある」が28％、「時々ある」が62％であり、合わせて90％が「ある」と回答しています。

つまり、多くの薬局薬剤師が、認知症患者との対応で何らかの困難経験があることを報告しているのです。

具体的には、「調剤をした処方薬を後でもらっていないと言われた」経験のある薬局薬剤師は89％にも及び、同じような悩みを抱えている薬剤師が多いことがわかります。

先のＡＰ研修会に登壇した杉本先生からは、薬剤師が関わる業務の中で残薬やポリファーマシー問題など服薬に関する問題は、顔の見える多職種間の連携が進むことにより、解決できることは多々あり、薬学的管理を行ううえでのメリットが大きいとのことでした。

薬剤師が患者宅へ訪問する回数は限られており、その中で服薬に関する問題をすべて発見することは難しいからです。

薬剤師にとって、彼らの抱える問題を理解した他職種、すなわち患者の生活により近いケアマネジャーや介護職員との連携が問題解決につながることは間違いありません。

多職種連携のメリットは、患者との接触回数が増えるということです。

例えば、服薬について多職種間で問題を共有することにより、それぞれの職種が問題を抱える患者さんに対しての気づきを相互に連絡します。

この仕組みができれば、薬剤師は従来の訪問回数に加え、他職種の訪問の際にも服薬状況などの確認ができます。

その結果、問題を発見する確率が高くなり適切な対応がより迅速にできると考えています。患者が服薬量を誤ることは病気の悪化につながります。

多職種連携は、サービスを提供する側の利便性だけではなく、結果的には患者やその家族のためになっていることを、私は「小さな顔の見える会」を通じて学びました。

認知症への理解を深める

地域包括ケアシステムの構築が進められる中、地域住民の生活支援を充実させる際に課題となるのが、認知症患者の増加です。その対応の一環として、各都道府県薬剤師会では「認知症対応力向上研修」を実施し、２０２０年度中に受講者数を６万人にするとの目標を掲げています。

この研修会は「認知症施策推進総合戦略」（新オレンジプラン）に基づき実施されているものです。

新オレンジプランについて、厚生労働省のホームページから抜粋して説明します。

わが国の認知症高齢者の数は、２０１２年で４６２万人と推計されており、２０２５年には約７００万人、65歳以上の高齢者の約５人に１人に達することが見込まれています。今や認知症は誰もが関わる可能性のある身近な病気といえます。

厚生労働省では、団塊の世代が75歳以上となる２０２５年を見据え、認知症の人の意思が尊重され、できる限り住み慣れた地域のよい環境で自分らしく暮らし続けることができる社会の実現を目指し、新たに「認知症施策推進総合戦略～認知症高齢者等にやさしい地域づくりに向けて～」（新オレンジプラン）を関係府省庁と共同で策定しました（2015年1月27日）。

表4に、わが国におけるこれまでの取り組みの経緯を示しました。この対応は、先に説明した地域包括ケアシステムと同じです。

新オレンジプランは表5に示す7つの柱で構成されています。

当社は、医師や薬剤師をはじめ「小さな顔の見える会」の皆さんと一緒に、認知症サポーター養成講座などを実施し、新オレンジプランで掲げている「認知症への理解を深めるための普及・啓発の推進」を実現していきたいと考えています。

新オレンジプランの説明の終わりには、この総合戦略は、住み慣れた地域で自分らしい暮らしを人生の最期まで続けることができるよう、医療・介護・介護予防・住まい・生活支援が包括的に確保される「地域包括ケアシステム」の実現を目指す中で、社会を

表 4　新オレンジプランまでの取り組み

2000 年	介護保険法施行
2004 年	「痴呆」→「認知症」へ用語を変更
2005 年	「認知症サポーター」の養成開始
2014 年	認知症サミット日本後継イベントの開催
2015 年	関係 12 省庁で新オレンジプランを策定（2017 年 7 月改正）
2017 年	介護保険法改正
2018 年	認知症施策推進関係閣僚会議設置

表 5　新オレンジプランの 7 つの柱

新オレンジプランの 7 つの柱		
Ⅰ	普及・啓発	Ⅶ　認知症の人やご家族の視点の重視
Ⅱ	医療・介護等	
Ⅲ	若年性認知症	
Ⅳ	介護者支援	
Ⅴ	認知症など高齢者にやさしい地域づくり	
Ⅵ	研究開発	

挙げた認知症への取り組みのモデルを示しています。

認知症高齢者にやさしい地域の実現のためには、行政、民間、地域住民などさまざまな主体がそれぞれの役割を果たしていくことが求められています。また、認知症高齢者にやさしい地域は、決して認知症の人だけにやさしい地域ではありません。困っている人がいれば、その人の尊厳を尊重しつつ手助けをするというコミュニティのつながりこそが基盤であり、それを通じて地域を再生するという視点も重要です。

当社は、地域包括ケアシステム構築の一助になればとの思いで、「小さな顔の見える会」をコーディネートしていますが、並行して新オレンジプランの目標を理解することが大切だと考えています。当社が進める地域包括ケアシステムは、連携によって各職種が抱える課題を解決し、在宅患者への最適な医療および介護サービスを向上させることに加え、社会を挙げた認知症への取り組みのモデルを示していかなければならないと強く思っています。

大阪府薬剤師会が開催した「令和元年度薬剤師認知症対応力向上研修会」のテキスト

には、「研修全体の目的・意義として、①認知症の病態、治療、ケア、制度に関する基本的な知識を習得する、②認知症の疑いがある人に早期に気づき、かかりつけ医や関係機関等と連携して対応できる力を習得する、③認知症の人の状況に応じた薬学的管理、服薬指導を的確に行い、認知症の人と家族の生活を支える方法を習得する」

と記載されています。

また、薬局・薬剤師の役割としては、

「①認知症の疑いに気づくことができる、②認知症の疑いに気づいた時、速やかにかかりつけ医と連携して、適切に対応できる体制をつくる、③地域包括支援センター等の関係機関や他職種と連携して認知症の人と家族を支える、④認知機能の低下がもたらす服薬行動への影響に配慮し、きめ細かな薬学的管理や服薬指導を行い、薬物治療が適切に行われる環境を整え支援する」

さらに、かかりつけ薬剤師・薬局については、

「かかりつけ薬剤師とは、患者が使用する医薬品について、一元的かつ継続的な薬学

管理指導を担い、医薬品、薬物治療、健康等に関する多様な相談に対応できる資質を有するとともに、地域に密着し、地域の住民から信頼される薬剤師のことであり、かかりつけ薬局は、地域に必要な医薬品等の供給体制を確保し、その施設に従事する「かかりつけ薬剤師」が、患者に使用する医薬品の一元的かつ継続的な薬学管理指導を行っている薬局」

とあります。

以上のような、かかりつけ薬剤師に求められている事柄は、当社が掲げている「地域密着卸として地域社会に必要となる企業を目指す」や「いかなる時も安全・安心に商品（医薬品等）をお届けすること」とよく似ている使命だと思っています。

一蓮托生ではありませんが、ぜひ地域包括ケアシステムの中で認知症をテーマとして取り上げ、地域住民等への啓発活動を行うべきではないかと考えます。

さらにそこには、「認知症の人にかかりつけ薬剤師・薬局ならびにかかりつけ薬剤師・薬局が関わることの効果として、多職種連携、地域包括ケアシステムの中で高齢者等の健康づくり、健康意識向上のサポートや地域住民・患者および家族と顔の見える関係、継続的な関係を築けているからこそ、患者の様子の変化や服薬状況の変化等から認知症の疑いに気づくことができる」など、大変有益な記述があります。

ここでの内容は、多職種連携が必要不可欠と捉えられます。先ほど新オレンジプランのくだりでも説明したとおり、薬剤師が地域で行う認知症に対しての対応は、他職種との連携を密に行うことで、地域包括ケアシステム構築の一助となり、その結果、認知症患者だけでなく家族やその地域の方々が、住み慣れた地域で自分らしい暮らしを人生の最期まで続ける助けになるでしょう。

多職種連携の意義については、「小さな顔の見える会」の成果として先に紹介したことと同様の内容が記載されています。

薬剤師が薬学管理を行ううえで、患者情報を共有できる範囲の多職種連携会「小さな顔の見える会」が重要で、服薬にかかる情報の収集は、医師をはじめ、患者の生活により近い、訪問看護師、ケアマネジャー、ヘルパーや介護職員などからの情報は不可欠です。特に独居世帯が増加している昨今では、多職種連携が行われていなければ、治療の継続も難しいといわれています。

言うまでもなく薬剤師の日常業務は多忙です。薬剤師が地域包括ケアシステムへ関わりを持つだけでも、新たに相当な時間が割かれます。そのような状況下でかかりつけ薬剤師・薬局として求められていることをこなすことはとても大変だと思います。

時間的に厳しい環境下でも、新オレンジプランに沿って、患者やその家族また地域住民に対し認知症のことについて知ってもらう啓発活動を行いたいと思っている薬剤師は少なくありません。しかし、個店舗単位でどのように進めればよいかわからず、行動に移せていないようです。

その問題解決のひとつとして考えるのが、「キャラバン・メイト活動」です。

キャラバン・メイト活動開始

これら認知症の取り組みに対し地域貢献できないかと考え、導き出した答えが、新オレンジプランなどに謳われている認知症への理解を深めるための普及・啓発活動です。

当社では、認知症サポーターの養成を進めるとともに、地域や職域などさまざまな場面で活躍できるような取り組みを推進しています。また、この活動により医師や薬剤師と協働で地域に貢献し、各課題の解決につなげることができると考え、キャラバン・メイトの資格を活動の必須アイテムとして取り入れました。

キャラバン・メイトとは、認知症への理解者として認知症サポーターを養成する「認知症サポーター養成講座」を開催し、その講師役を務める人のことです。

当社は医療、介護の両分野において事業展開する地域密着企業として、認知症の方や高齢者が住みやすいまちづくりに参画することが重要と考えています。そのため、一人でも多くの方に認知症への理解を深めてもらうための活動を行っています。具体的には、各地域で積極的に認知症サポーター養成講座を開催するなどの啓発活動に取り組み、地域貢献の一助となるべく取り組んでいます。

当社のキャラバン・メイト活動の現状について説明します。当社には認知症サポーターを養成する「認知症サポーター養成講座」で講師役を担う、キャラバン・メイト資格者が57人在籍（２０２０年12月現在）しています。

活動内容は幅広く、小中学校や銀行などの企業、病院、クリニック、薬局などにおいて、住民対象の講座やミニ学習会を開催しています。また、社会福祉協議会や介護施設、薬剤師、地域のボランティアと協働で、認知症の方が輝ける場をつくり、認知症の方やその家族が、安心して暮らせる「まちづくり」を、地域愛あふれる仲間と一緒に行っています。

さらには認知症サポーターになった得意先の方々と一緒に、薬局の待合スペースなどの空いている時間を活用し、患者やその家族などを対象にした認知症サポーター養成講座も開講しています。

こうした活動が実を結び、認知症サポーター養成講座をかかりつけ薬剤師、健康サポート薬局の地域貢献活動として捉えていただける得意先が少しずつ増えてきました。

当社がキャラバン・メイト活動を本格的に開始したのは２０１９年度頃からです。２０１９年度のキャラバン・メイト活動は、医師や薬剤師との協働開催も含め32件実施、受講者は４２２人でした。

地域包括支援センター内で実施した「夏休み、親子で認知症サポーター養成講座」では、受講した小学校4年生の女の子が、夏休みの自由課題として認知症サポーター養成講座のことを画用紙2枚にまとめてくれました。それを見た時は、感動のあまり目頭が熱くなってしまいました。

また、親子3代で参加した高齢者のアンケートには「いずれ自分自身が認知症を患った時のことを思うと、今回の講座を娘と孫と一緒に聞けたことに感謝します」と書いてありました。

アンケートは他にもいろいろありましたが、仕事上医療や介護に関係している方と、そうでない一般の方とでは、認知症に対する知識差は大きいと感じています。

この認知症サポーター養成講座の取り組みは、医師や薬剤師を交えて行うことでよりよい効果が出ると考えています。講座の中に近所の病院やクリニック、あるいは薬局の先生方がいることで安心感が増し、互いの顔が見える関係ができることで身近な存在となり、相談などがしやすい環境になります。

実際に活動をすることで、新オレンジプランや認知症対応力研修で求められていることの意味を肌で感じることができます。薬局薬剤師と協働で実施することが少しずつ増えてきましたが、受講者のアンケートからは、認知症について理解でき、困った時の相談方法などが理解できたなど、感謝の声が多く、一緒に受講した薬剤師との信頼関係が深まったことは間違いありません。

2020年度はこの取り組みをさらに広げようと思っていましたが、新型コロナウイルス感染症拡大の影響で、認知症サポーター養成講座の活動は出鼻をくじかれてしまいました。しかし、新たなスタイルでの開催相談も出てきていますので、感染対策を十分

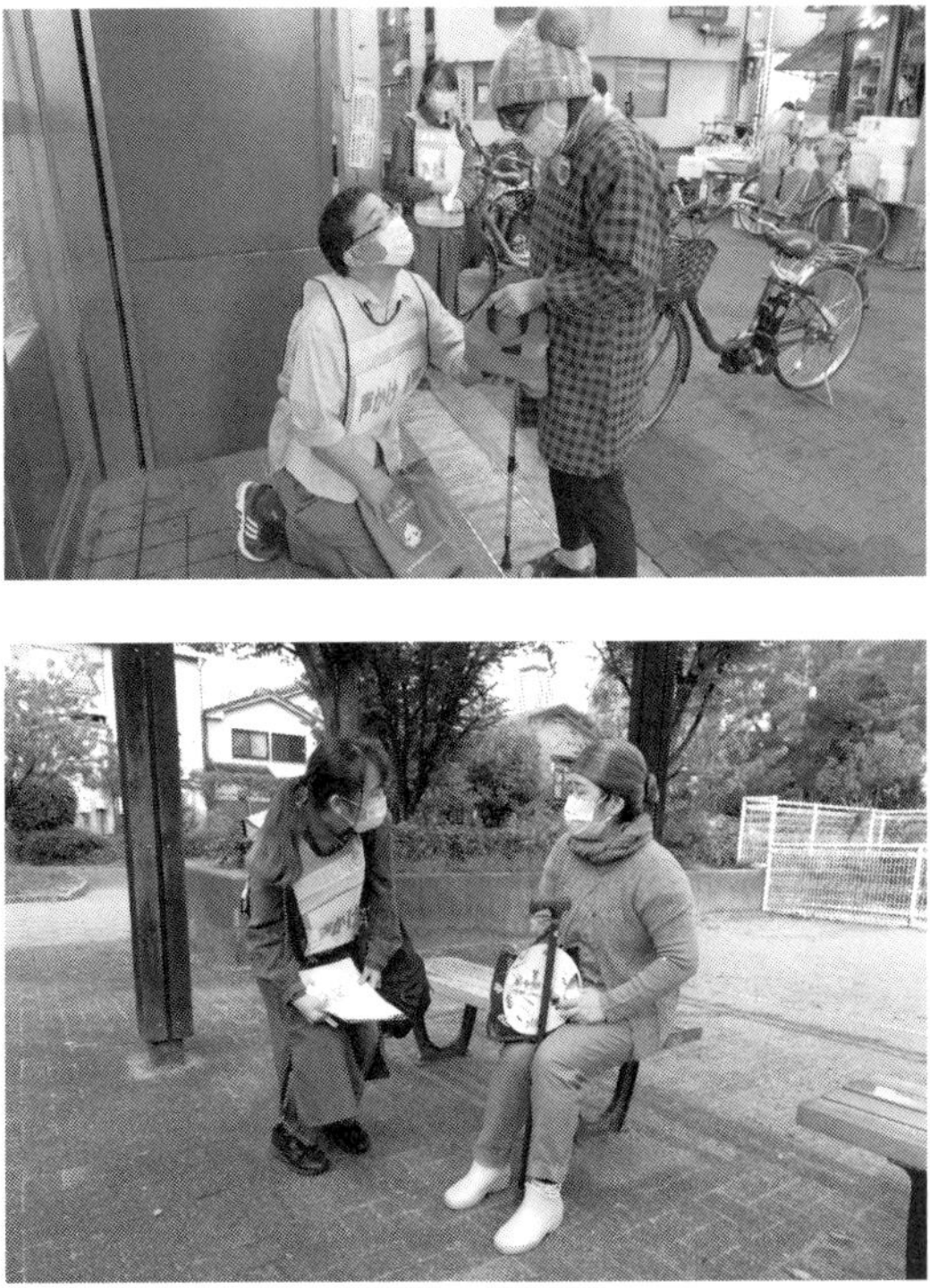

当社社員も参加したキャラバン・メイト活動

に準備したうえで進めたいと思っています。一人でも多くの高齢者やその家族の方々が、安心して参加できるよう活動しなければと気ばかりが焦ります。

２０１６年から当社社員がキャラバン・メイト連絡会代表を務めている大阪市中央区では、２か月に1回「認知症カフェ（愛称：ももカフェ）」の取り組みを行っています。また、中央区の桃園地区中心に行っている「見守り声かけ訓練」では、認知症の方への声のかけ方を学んでいます。この取り組みは、２０１７年から毎年行っています。

当社社員のキャラバン・メイトが「困っている人」役になり、「声をかける人」役の民生委員や住民は事前に「認知症サポーター養成講座」を受け、サポーターの役割を学んだうえで参加しています。商店街や地下鉄など、日常で身近にありそうな場面を想定して行ったことで、より多くの学びや気づきの機会になり、大変参考になりました。

今後もキャラバン・メイト連絡会の一メンバーとして参画し、キャラバン・メイト活動を通して、地域の皆さんが安全で安心して暮らせるまちづくりの一助となるよう活動に取り組んでいきます。

第5章

薬局への支援

個店薬局で健康フェアを

「健康サポート薬局」として満たすことが厳しいであろうと思われる要件のひとつに「定期的な健康増進活動を、積極的に行うこと」があります。

これに対し私たちは、薬局が店舗ごとに頭を悩ませている健康増進活動への支援ができないものかと考えていました。

先に「近畿薬剤師合同学術大会2018」のくだりで触れたとおり、大手の企業薬局とは異なり、個店舗経営者にとって定期的な健康増進活動は、マンパワー的にも予算的にも負担が重すぎて、行いたくても実施できないとのこと。その時の情報に加え、お世話になっている得意先からの話を参考にして、薬局が個店舗単位で行う健康増進活動「健康フェア」をサポートするための簡易型測定器のレンタル事業を開始することにしました。

薬剤師と社内の意見を鑑み、地域貢献の目的、薬局と参加者のメリットについてそれぞれまとめてみました。

目的は地域の健康増進、潜在患者の掘り起しです。

薬局のメリットとしては、自店舗開催による集客効果、かかりつけ薬剤師の促進や健康サポート薬局を絡めた活動になること。また処方医との連携強化につながります。参加者メリットとしては、健康意識の向上、疾病予防の取り組みや早期発見・早期治療の促進。信頼できる医師や薬剤師との関係構築、クチコミ等による周囲への波及効果が挙げられます。

商品のラインナップを決める際にも、多くの薬剤師にお世話になりました。

その結果、次の8商品を揃え、「健康フェア」簡易医療機器レンタルの事業を開始しました。

レンタル品目は次のとおりです。
① 物忘れ相談プログラム：物忘れ傾向の簡単チェック
② 肌年齢計：肌年齢から美的健康促進

③　肺年齢計：呼吸機能の測定で禁煙啓発
④　骨ウェーブ：骨の健康状態をチェック
⑤　血管年齢計：血管年齢を知り、大病を予防
⑥　体組成計：体成分分析でメタボ等に警鐘
⑦　自動血圧計：血圧管理の重要性を啓発
⑧　マインドチェッカー：自律神経系のリラックス度判定

さらに、2020年に入り9番目商品として「手洗いチェッカー：日常の手洗いがうまく行われているか確認」を新たに加えました。その他フェアを盛り上げるものとして、ロコモ予防体操を用意しています。

また、活動の認知度アップに一役買いそうなアイテムを、付属品としてセットしました。のぼり、法被、テーブルクロス、ブラックボード、テーブルタップ、配布用チラシ、掲示用ポスターなどです。

健康フェアを実施するうえでの注意点はいくつかあります。そのうちのひとつは、一

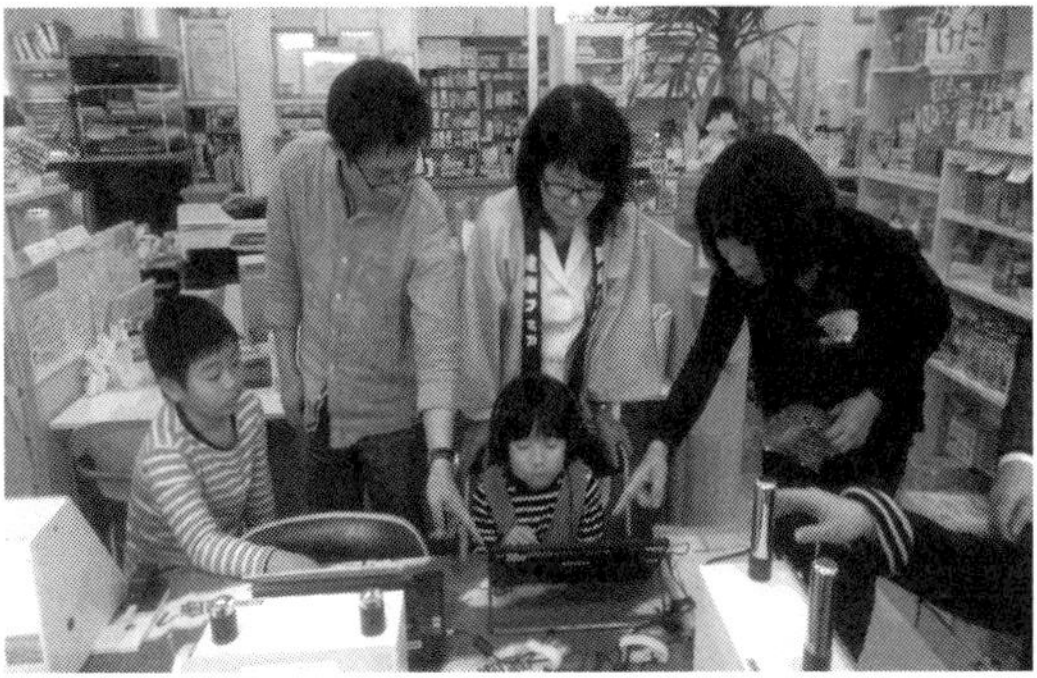

薬局での健康フェア（2018年2月）

般用の簡易測定器での測定値が異常値を示した際に、参加者がアドバイスを求めてきた時の回答です。

簡易測定器を用いた健康フェアは、健康診断をする場ではなく、健康に気付きを与える場であることを相互に理解しておく必要があります。異常値に対し、参加者が医療機関の照会を求めた際は、かかりつけ医での受診を勧めることです。

この健康フェアは「健康サポート薬局」の支援を目的としているため、薬局主導で行うことがポイントです。この健康フェアに処方元の医師が参加することができれば、より踏み込んだ健康増進活動になります。さらには「小さな顔の見える会」

の多職種が協力して行う健康フェアの実施となれば、医療・介護・予防・生活支援などいかなる質問に対しても適切に回答でき、地域住民にとってはとてもありがたい健康相談の場になるでしょう。

２０１９年度に実施した、当社の健康フェア支援活動件数は１１８件で、参加した地域住民の数は８５６５人にのぼりました。

また、健康フェアで乳がん検診や前立腺がん検診の啓発資材を用意したところ、薬剤師から検診についての説明を聞き、資料を持ち帰った参加者は１１２６人でした。資料を持ち帰った人のうち、実際に何人が、どの医療機関で検診を受けたのかが把握できれば、さらにこのフェアの効果を測ることができると思います。

２０１９年度レンタル人気ランキングは、１位肌年齢計、２位骨ウェーブ、３位血管年齢計、４位物忘れ相談プログラム、５位マインドチェッカー、６位自動血圧計、７位体組成計、８位肺年齢計という結果でした。

健康フェアのアンケートでは、喜びの声がたくさん届いており、その内容は多岐にわたっています。

中でも一番多いのは、肌年齢や血管年齢などの測定会があったことでフェアが盛り上がったという感想です。

また、フェアでのやり取りが地域の方々と薬剤師とのコミュニケーションにつながり、薬や健康に関する相談が増えたようです。準備や運営を協働で行ったことで、従業員同士の関係が良好になったという声もありました。さらに、処方元の医師がフェアに参加することは薬局にとってはメリットが大きかったとのこと。薬剤師と医師および地域住民との信頼関係の構築につながったようです。

地域住民からすれば治療から予防、生活支援への相談まで聞いてもらえる集いの場となっているのでしょう。

少しでも多くの地域で、この健康フェア支援活動が薬局と地域のためになるよう、今後も住民の健康増進につなげていきたいと考えています。

薬局や企業とのコラボレーション

健康フェアは、主に薬局を会場としていましたが、縁あって滋賀県に本社がある総合スーパー株式会社平和堂に場所を提供していただき、有限会社メディテック（ますだ薬局）と当社で実施する機会がありました。

3社に共通していたのは「地域密着企業として健康をテーマに地域貢献したい」という思いでした。

ますだ薬局は、有限会社メディテックの代表取締役で薬剤師でもある増田豊社長の生まれ故郷である大津市を中心に、地域の健康サポート薬局として地域貢献を目指しています。平和堂は「商業を通じて豊かな暮らしと文化生活の向上に貢献し、より多くの消費者になくてはならない店になる」を社是とし、当社も「地域に寄り添う、健康スペシャリスト企業へ」をビジョン2025として掲げています。

健康フェアの内容は、上記機器を用いての健康チェックや認知症サポーター養成講座およびロコモ予防体操です。

目的が一致したことで、異業種協働での地域住民のための健康予防・増進イベント開催が実現しました。

健康フェア開催後、増田社長よりコメントをいただきました。

「かねてから今回実施したような健康増進活動を行いたいと考えていた。薬剤師として長年勤めていた病院を退職した理由のひとつはこのような活動のためでもある。生まれ育った故郷への恩返しをしたいとの思いも年々強くなったこともあり、現在は大津市を中心に7店舗の薬局を経営している。地域包括ケアシステム構築が進む中、薬局は地域をひとつの病院と捉えその業務に当たらなくてはならない。さらには、薬を中心に患者に寄り添うだけでなく、今後は健康をテーマに地域住民に必要とされる存在にならなくてはならない。現在の薬局に求められることは多岐にわたるようになり、今変わらなければ時代の流れに取り残される。そうならないように今後も地域の方々が笑顔になる健康増進活動を異業種協働で行う必要がある」

平和堂坂本店の客層は健康への意識が高いと思われる60歳代が中心であり（健康フェアに参加した人の72・5％が60歳代以上）、その方々が集まる場所での開催に意義を見出せました。会場で参加者にアンケートをとり、必要としているもの・ことを聞いたところ、「健康に関する情報提供」が最も多く、次に「運動施設の充実」「健康講座」の順でした。

従来行う健康増進活動は、薬局と協働で行うことが主でしたが、今回は食料品や衣料品などを扱っている平和堂で開催したため、より多くの方を対象としたものとなりました。イベントを通して各企業の思いを少しでも伝えることができたら大変よいと思います。

新型コロナウイルス感染症の影響で次の活動は未定ですが、異業種での活動はさらに発展させていきたいと考えています。

薬剤師によるフレイル・ロコモ予防

私たちは地域包括ケアシステムのキーワードを「高齢（化）」「独居」「認知症」の3つと考えています。このキーワードに大きく関わるフレイルは、「小さな顔の見える会」で認知症に次いで多く取り上げられるテーマです。

フレイルとは、健康な状態と要介護状態の中間に位置し、身体的機能や認知機能の低下が見られる状態のこと。一方、ロコモ予防のロコモとは、ロコモティブシンドロームの略で、身体虚弱。骨や関節、筋肉など運動器の衰えが原因で、歩行や立ち座りなどの日常生活に支障をきたしている状態のことです。

2019年、厚生労働省からこのフレイルが盛り込まれた「健康寿命延伸プラン」が発表されました。

「人生100年時代を迎えようとする今、求められる社会保障の姿は、国民誰もが、より長く、元気に活躍でき、全ての世代が安心できる『全世代型社会保障』である」

「2040年までに健康寿命を男女ともに3年以上延伸し（2016年比）、75歳以上とする」

今後、さらなる健康寿命の延伸を図るためには、これまでの取り組みをさらに推進するとともに、「健康無関心層も含めた予防・健康づくりの推進」「地域・保険者間の格差の解消」に向け、「自然に健康になれる環境づくり（健康な食事や運動ができる環境、居場所づくりや社会参加）」や「行動変容を促す仕掛け（行動経済学の仕組み、インセンティブ）」など新たな手法も活用し、次の3分野を中心に取り組みを推進するとしています。

① 次世代を含めたすべての人の健やかな生活習慣形成

② 疾病予防・重症化予防

③ 介護予防・フレイル対策、認知症予防

具体的示唆はありませんが、この健康寿命延伸プランを読んだ時に、以下のように薬剤師が担う部分が多くあると感じました。

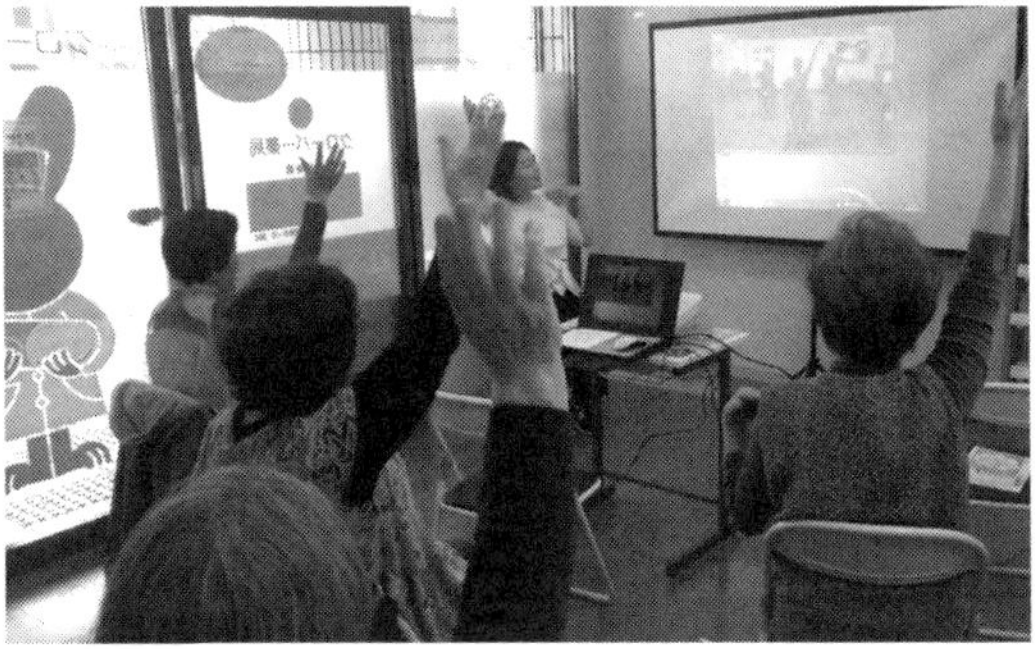

薬局でのロコモ予防体操（2019年4月）

○誰が　↓薬剤師が

○どこで↓薬局内で

○どのようにして↓健康フェア、健康増進活動（簡易測定器でチェック）介護予防・フレイル対策（ロコトレ）認知症予防（認知症サポーター養成講座）などで

　また、健康無関心層も含めた予防・健康づくりの推進や居場所づくりについても医療に携わっている薬局薬剤師が担うことで、より多くの方が参加できる環境になります。

　私たちは、健康フェアのメニューにロコモ予防体操を取り入れています。

　その理由について、大阪府富田林市の医療法人

誠樹会　宮田医院の医師である宮田重樹先生がAP研修会で話した内容を交えて紹介します。

宮田先生は一般社団法人介護予防ネットワーク協会の理事であり、NPO法人ストップ・ザ・ロコモ協議会の理事も務められています。先生は、重症化していない住民と接する機会が多い薬局薬剤師が住民・医療関係者・介護従事者の「つなぎ役」になるというお考えから、ロコモ予防体操の普及のため、ロコモゼロトレーナー資格の取得を勧めています。

以下は宮田先生のお話の概要です。

「社会保障制度の破綻を防ぐのはフレイル対策をすることです。早期発見し、対応することができれば、要介護状態に至る過程を予防することができます。

薬剤師は、フレイル予防のカギを握る存在です。特に、栄養、運動分野に関しては単独介入できる立場にあります。フレイルの予防にはバランスのよい食事と適度な運動が基本となりますが、薬剤師の的確なアドバイスでフレイルの重症化を予防できるのです。

加齢に伴う活動量の低下（運動量・ロコモ）と社会交流機会の減少は、認知症にも大きくつながります。

また、薬剤師のフレイルへの介入の可能性として、持病のアドバイス、運動療法、栄養療法、感染症の予防などが挙げられます。

持病のコントロールとしては、糖尿病や高血圧、腎臓病、心臓病、呼吸器疾患、整形外科疾患などの慢性疾患がある場合には、それらを重症化させないためのアドバイスが必要です。

フレイルの筋力低下には運動療法が有効ですが、持病のコントロールがされていないと高齢の方は体を動かす気持ちになれないこともあります。また、治療がうまくいっていないとフレイルを悪化させてしまう可能性もあります。

運動療法は、ＡＤＬ（日常生活動作＝Activities of Daily Living）を維持したり、向上させ、心と体の機能を回復させることです。また、運動療法は栄養療法とセットで行う必要があります。低栄養状態で運動を行っても筋肉がつかないどころか、低栄養状態を助長してしまいます。例えば、筋肉をつけるために必要な良質なタンパク質を摂る、というような食事指導をします。

高齢者の場合は、免疫力が低下していることが多いため、インフルエンザや肺炎などの感染症にかかりやすい、といわれています。インフルエンザや肺炎をきっかけに重症化して入院、そして寝たきりになってしまうこともあります。

日頃から適度な運動やバランスのよい食事などにより、感染症に強い体づくりをするだけでなく、インフルエンザワクチンや肺炎球菌ワクチンを接種しておくこともフレイルを予防するひとつの方法といえます」

宮田先生の話を聞き、薬剤師はフレイルの原因である「栄養」「運動」に関しては単独介入できる存在であり、なおかつ地域住民と医療関係者・介護従事者の「つなぎ役」に最も適している職種と理解しました。

ロコモゼロトレーナー

健康フェア3つ目のアイテムとして、健康寿命延伸プランにも大きく関わるフレイル対策の一端を担うために、ロコモゼロトレーナー資格の取得を勧めています。2019年度から本格的に案内を始め、弊社経由で現在293人の薬剤師がロコモゼロトレーナーの資格を取得されました。

当社には150人のロコモゼロトレーナーがいます。今後は、薬剤師と協働でフレイル予防および認知症予防対策の一端を担うような健康フェアを実施していく考えです。多くの地域の方が集ってくださることを期待しています。

新型コロナウイルス感染症拡大防止のための外出自粛により、2020年4月から6月にかけては、健康フェアは開催できませんでした。しかし、緊急事態宣言解除後は、開催の相談が増えてきました。オープンな集会を開くことにより感染が拡大するのではないか、という不安がある一方、このような時だからこそ感染予防対策を万全に期して、手洗い教室などウイルス対策を盛り込んだ健康フェアを開催したいとの要望もあります。

認知症カフェや集いの場に通い、人と交流することが認知症進行の予防効果があると言われていますが、緊急事態宣言下では不要不急の外出自粛が求められました。

一般社団法人人とまちづくり研究所が介護保険サービス事業所などを対象に2020年5月に行った調査では、約46％が「認知機能の低下」、約51％が「ADLの低下」を懸念しているとの結果が明らかになりました。

このような高齢者に寄り添い、手を差し伸べることができるのは、薬局薬剤師ではないでしょうか。処方箋を持たなくても気軽に相談できる薬局がある地域は、高齢者や認知症の方が「安心して住み続けられるまち」になると思います。

このまちづくりに向けて、しかるべき感染対策をとりながら、健康増進活動のサポートを行っていきたいと思います。

薬局の機能別制度がスタート

２０１８年12月25日、厚生労働省の厚生科学審議会医薬品医療機器制度部会が「薬機法等制度改正に関するとりまとめ」を公表しました。

その中で、私たちのような卸売販売業者に対する規制強化が謳われていますが、「薬剤師・薬局のあり方」についても触れられています。

具体的な方向性として、次のようなことが示されています。

（1）患者の薬物療法を支援するために必要な薬剤師・薬局における取組

①服用期間を通じた継続的な薬学的管理と患者支援

②医師等への服薬状況等に関する情報の提供

③薬剤師の資質の向上

（2）患者が自身に適した薬局を主体的に選択するための方策

（3）遠隔服薬指導等

（4）対人業務を充実させるための業務の効率化

（5）麻薬流通の合理化　等

さらに、住み慣れた地域で患者が安心して医薬品を使うことができるようにするための薬剤師・薬局のあり方の見直しとして、

（1）薬剤師が、調剤時に限らず、必要に応じて患者の薬剤の使用状況の把握や服薬指導を行う義務、および、薬局薬剤師が、患者の薬剤の使用に関する情報を他医療提供施設の医師等に提供する努力義務が課せられることになりました。また、

（2）患者自身が自分に適した薬局を選択できるよう、機能別の薬局の知事認定制度（名称独占）が導入され、①入退院時や在宅医療に他医療提供施設と連携して対応できる薬局（地域連携薬局）、②がん等の専門的な薬学管理に他医療提供施設と連携して対応できる薬局（専門医療機関連携薬局）として、機能別の制度が2021年8月1日に施行されることになりました。

地域連携薬局の認定要件は、

①　プライバシーに配慮した相談しやすい構造設備
②　医療提供施設との情報共有体制
③　安定的に薬剤等を提供する体制
④　在宅医療を行う体制

がそれぞれ厚生労働省令の定める基準に適合していることです。
また、専門医療機関連携薬局では、上記に加えて、

⑤　専門的な調剤・指導を医療提供施設と連携して適切に実施できる体制
⑥　専門性の認定を受けた薬剤師を配置すること

を規定しています。

これらの要件の中で「②医療提供施設との情報共有体制」の具体的項目のひとつに「専門的な医療の提供等を行う医療機関との会議への定期的な参加」があります。私たちが手掛けてきた「小さな顔の見える会」への参加がそれに当たるものと考えており、地域連携薬局を目指す薬剤師の方々には、ぜひ活用してほしいと思います。また、健康フェ

アやロコモ予防体操も、地域の方々にとっての大きな支えになり得るものです。

求められる内容は大変厳しいと思いますが、私たちこそが、地域医療のパートナーとして、これからも共に地域包括ケアシステムの構築に向けて協働できればと考えています。

第6章

ケーエスケーの思い

地域に寄り添う、健康スペシャリスト企業へ

当社は、ビジョン2020「私たちこそが 地域医療に最も適したパートナー」を掲げ活動してきました。その思いを継続し、新たなビジョン2025「地域に寄り添う、健康スペシャリスト企業へ」を発表し、次のステージを目指しています。

また、当社ではCSR（企業の社会的責任＝Corporate Social Responsibility）活動として、薬学生実務実習において「医薬品卸見学実習」を実施し、2010〜2019年度までに、近畿エリアで延べ1万4644人の薬学生を受け入れてきました。

見学実習は物流センターおよび各支店で実施し、どちらか一方だけの参加学生がいるため、実人数と延人数に違いがありますが、近畿地区における薬学実務実習生全体の約半数を受け入れたことになります。

さらに、2020年8月、大阪府と健康づくりに向けた連携協定を結び、がん検診受診啓発と健康アプリの普及に取り組んでいます。大阪に本社を置く医薬品卸として、

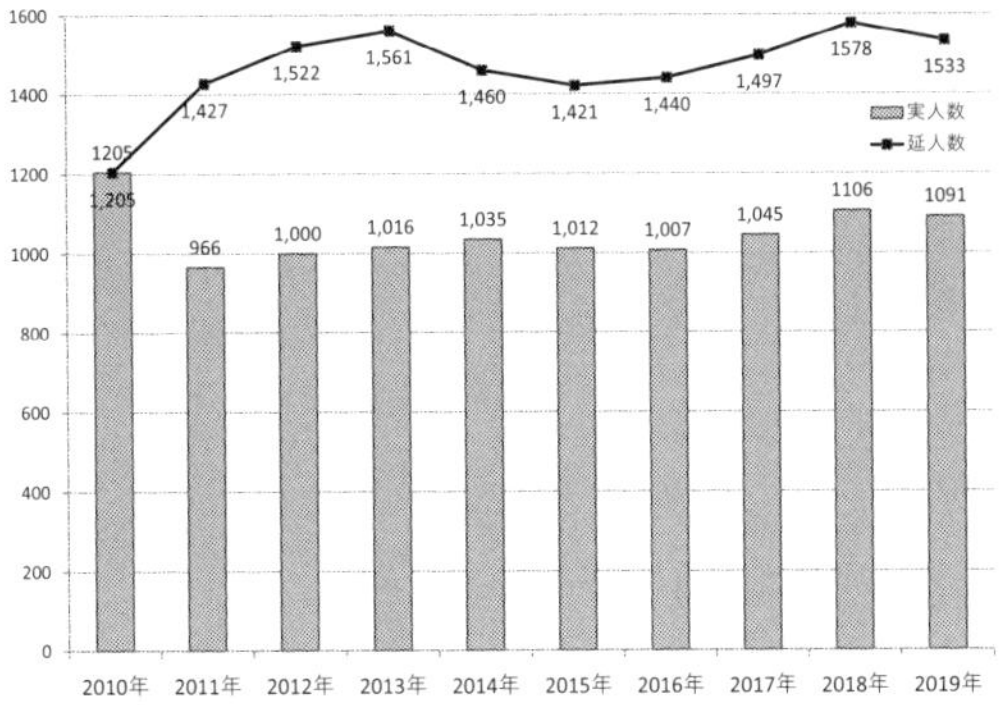

年	2010	2011	2012	2013	2014	2015	2016	2017	2018	2019	合計
実人数	1205	966	1,000	1,016	1,035	1,012	1,007	1,045	1,106	1,091	10,483
延人数	1,205	1,427	1,522	1,561	1,460	1,421	1,440	1,497	1,578	1,533	14,644

図12　薬学生実務実習受け入れ人数年次推移

大阪府民の健康増進に役立つことがないかを考え、約1年間かけて大阪府と検討を重ね、連携協定に至りました。お得意先にも協力いただくことで、より実効性を高められるよう活動しています。

これらの活動は、２０１５年9月の国連サミットで採択された17の目標からなるＳＤＧｓ（持続可能な開発目標＝Sustainable Development Goals）の達成にもつながるものと考えており、当社としても２０２０年度から、すでに取り組んでいる活動にＳＤＧｓを掲げることになりました。

営利企業にとってＳＤＧｓは、ブームではなく社員一人ひとりが理解して取り組まねばならない目標であると考えます。

また、会社のＳＤＧｓへの取り組みについて尋ねられた際には、すべての社員が正しく回答しなければなりません。

一方、２０２０年11月、当社の取り組みが、毎日放送『よしもと新喜劇ＮＥＸＴ～小籔千豊には怒られたくない～』の「ＳＤＧｓソング」コーナーで紹介されました。「17番：パートナーシップで目標を達成しよう」が面白くまとめられています。２分30秒と短時間ですので、ぜひ当社のホームページからご覧ください。(https://www.web-ksk.co.jp)

当社ではこれらのようなＣＳＲ活動も含めて、これからもＳＤＧｓに積極的に取り組んでいきます。

医療者、介護者、ボランティア、みんなで笑顔を

ようやく、冒頭で触れた「まちがいが許されるレストラン〝てへぺろキッチン〟」へたどり着きました。「てへぺろキッチン」でホールスタッフを務めるのは、認知症のある人です。

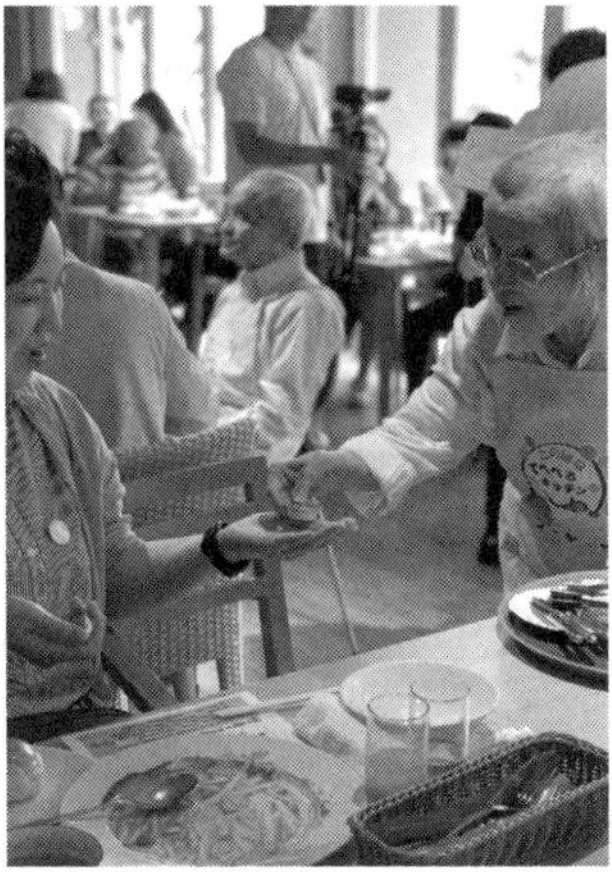

てへぺろキッチン

注文を間違えても、周りの人がそのまま受け入れれば、間違いは間違いではなくなります。ハンバーグが鶏のから揚げになっても「おいしかったらええやん」で、誰も気にしないし、誰も傷つかない。お客さんには、あらかじめホールスタッフの状況を伝えていることと、完全予約制で運営していることで、イベント当日の

トラブルは一切ありませんでした。

「てへぺろキッチン」がどのようにして開催までたどり着いたかについては、長くなるので、またの機会に譲ります。

当社がこのイベントに参画した理由は、今まで述べてきた我々の活動がつなげたご縁があったからだと言えます。最初は、地域包括ケアシステム構築の一助になれば、との思いから「小さな顔の見える会」と称し、多職種連携会を推進しました。この会のアンケートから、「認知症とフレイル」の問題が各職種の方々にとっての、一番取り組むべきテーマであることがわかりました（認知症およびフレイルについて地域住民を対象に勉強会などの活動を実施したいと回答した参加者は9割でした）。

その後、健康フェア支援活動、認知症のキャラバン・メイト活動、ロコモ予防活動へとつながっていきます。各地域の地域包括支援センターとのつながりができていたので、キャラバン・メイト活動では窓口業務も任せていただいています。

発起人の特別養護老人ホーム　ラヴィータ・ウーノ（此花区）副施設長の中川春彦氏

が、地元の社会福祉協議会にイベント開催の相談をした時に「企業の協力が必要だ」という話になり、認知症関連の取り組みを行っている企業を探したそうです。そして、大阪と兵庫の社会福祉協議会の話し合いの場で「ケーエスケーがようやってるで」「きっと協力してくれる」という意見を出してくれたことがきっかけです。

この協力企業の話が、最初に市役所の上層部に届いていたら、きっとネームバリューのある大手企業に声が掛かり、当社のあずかり知らぬことになっていたと思います。そしてイベントは東京などで行われる大きいものとなり、お金もたくさん動いたであろうと推察します。我々は、まずイベントの協力依頼を受けた際は、大阪で開催するならお金をかけず、ホールスタッフと地域のボランティアの方たちと一緒に楽しめるものにしたいと強く思いました。

大阪市此花区のレストラン「Garden Terrace 舞洲キッチン」を、会場として無償提供していただけることになり、費用面での負担が随分軽減されました。結果、経済的で地域密着型の笑顔あふれる楽しい会となったことで、持続可能なイベントになりました。

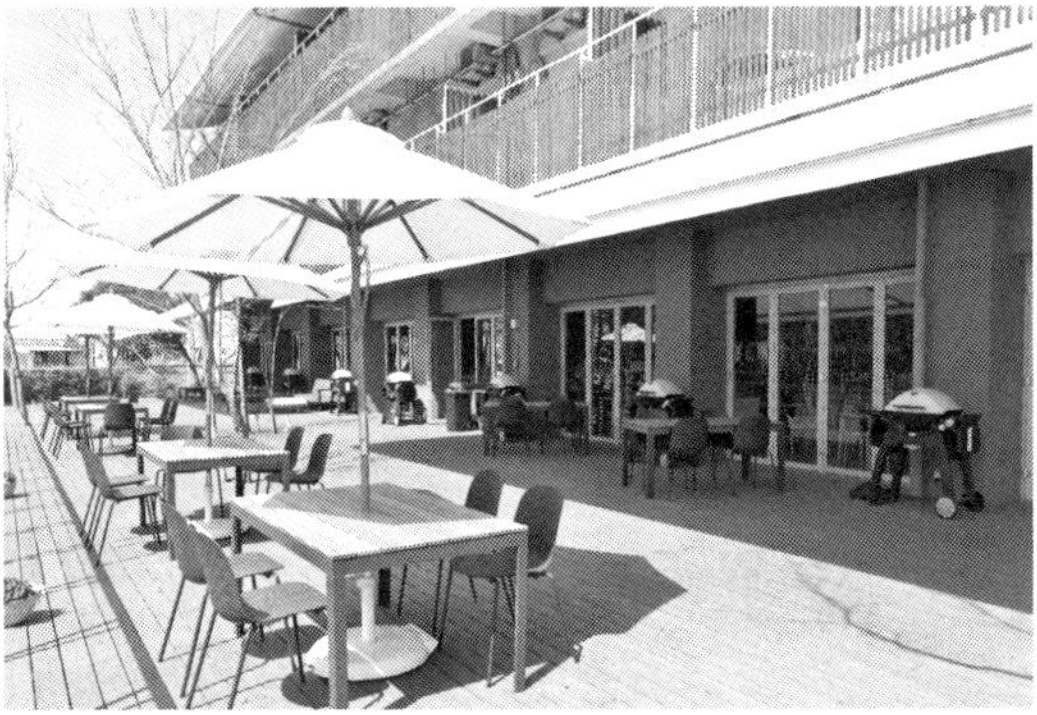

Garden Terrace 舞洲キッチン

コロナ禍で2020年度の開催は中止になってしまいましたが、次回開催を楽しみに、心の準備は整っています。

そしてこのイベントには、地域の医療者および介護者の方々も多く参加されています。約1年かかった準備期間も休まず積極的に参加し、その際、認知症の方々、地域のボランティアの方々と楽しく接していたのは、人々を笑顔に変える医療者および介護者の方々であったということを、最後に声を大にして言いたいと思います。

あとがき

地域包括ケアシステムを進める中で、多くの「出会い」や「学び」「気づき」がありました。

特に、表面には出てこない現場で活躍する一人ひとりが持っている体験や経験は計り知れない暗黙知（経験的に使っている知識だが簡単に言葉で説明できない知識）があります。

私はこの暗黙知は、大河に合流する小さな源流のひとつだと思っています。これらの流れは川になり、やがて合流を繰り返し大河となり、周辺の大地に恵みを与えることになります。

私たちがやってきたこと、これからもやりたいことは、流れのよどみをなくし、合流を手助けすることにあります。私たちは、この暗黙知を異なる職種の方々が共感することで、大きなエネルギーになることを経験してきました。

これからもますます地域コミュニティのあり方は変化し、人と人とのつながりがより重視されていくでしょう。

私は、すべての人が「グローバル」や「デジタル」に進むことは不可能だと考えています。また、デジタル化が進むことによってできた時間の有効利用、その受け皿としてアナログな活動が必要不可欠であると思います。「ローカル」と「アナログ」にもっと目を向け、バランスのとれた仕組みができることで、より多くの人々の笑顔につながるのではないでしょうか。

本書を通して、医薬品卸会社の基本業務である医薬品の流通と情報提供の他に「取り組んでいることがある」ということ、また「取り組むことができる」ということを多くの方に伝えることができたら幸いです。

地域活動を持続するにあたり最も大事なことは、「参加する人が楽しいと感じる」ということと「企業として有意義である」ことです。これからも倜儻不羈（てきとうふき）で頑張ります。

本書をまとめるにあたり、これまで出会った多くの方々に心より感謝申し上げます。とりわけ杉本香織先生、藤田愛先生、増田豊先生、宮田重樹先生および、大阪市中央区社会福祉協議会ならびに大阪市此花区社会福祉協議会の皆様には、多大な協力を賜り厚く感謝申し上げます。また、執筆の過程で助言をいただいた大阪大谷大学名誉教授（薬学部）の小川雅史先生に感謝申し上げます。

最後になりましたが、これまでの活動は、当社のＡＰ認定者をはじめ、多くのケーエスケー社員の協力がなくてはできないことばかりでした。ここに衷心より感謝の意を表する次第です。

杉本　豊志

参考文献

串田一樹他．在宅医療における高度薬学管理機能．YAKUGAKU ZASSHI. 2020, 140(7), 877-884.

塚本達也他．面分業下における「かかりつけ薬局」の定着と「未病相談薬局」への展望．日本未病システム学会雑誌. 2002, 8(2), 161-163.

寺崎展幸．心不全診療における薬薬連携の重要性—病院薬剤師の立場から—．YAKUGAKU ZASSHI. 2018, 138(6),787-789.

鈴木潤三他.「かかりつけ薬局」に対する地域住民の理解と利用の実態とその地域差．YAKUGAKU ZASSHI. 2011, 131(7), 1127-1134.

金地夏実他．かかりつけ薬剤師が在籍する薬局の業務分析．医療薬学. 2018, 44(6), 313-320.

稲垣隆司．高齢者社会を楽しく過ごすために．ファルマシア. 2016, 52(12), 1095.

中島理恵他．かかりつけ薬局が取り組むサービスに対する住民の意識とニーズに関する研究．社会薬学. 2018, 37(1),9-18.

地域包括ケア研究会．2040年：多元的社会における地域包括ケアシステム—「参加」と「協働」でつくる包摂的な社会—【概要版】 三菱UFJリサーチ＆コンサルティング．https://www.murc.jp/sp/1509/houkatsu/houkatsu_01.html

中井清人．地域包括ケアシステムにおける薬剤師の役割．社会薬学. 2017, 36(1), 36-38.

吉川 豊他．薬局・医薬品流通業を中心とした健康寿命増進を目指した新たなる取り組み—地域住民による主体的な健康の維持・増進を積極的に支援するためには？—．YAKUGAKU ZASSHI. 2019, 139(4), 511-512.

杉本豊志他．医薬品卸ができる地域貢献・地域連携．YAKUGAKU ZASSHI. 2019, 139(4), 519-523.

杉本豊志他．医薬品卸が関わる地域医療．Precision Medicine. 2019, 2(8), 737-743.

榊原幹夫他．薬局薬剤師を対象とした認知症困難事例についてのアンケート調査．日本老年薬学会雑誌. 2018, 1(2), 24-27.

（一社）大阪府薬剤師会．令和元年度「薬剤師認知症対応力向上研修会」テキスト

（一社）日本老年医学会．フレイルに関する日本老年医学会からのステートメント（平成26年5月）https://www.mhlw.go.jp/file/05-Shingikai-10901000-Kenkoukyoku-Soumuka/0000209576.pdf

楠 博他．高齢者心不全におけるフレイル．認知機能障害対策．日本老年医学会雑誌. 2019, 56(2), 107-114.

荒井秀典．サルコペニア診療ガイドライン．日本内科学会雑誌. 2018, 107(9), 1697-1701.

日本整形外科学会ホームページ．ロコモONLINE．ロコモティブシンドローム ロコモをご存知ですか？ https://locomo-joa.jp/

松井康素．サルコペニアとフレイルの概念と予防―ロコモティブシンドロームとの関連性を含め―．The Japanese Journal of Rehabilitation Medicine. 2016, 53(12), 894-899.

荒井秀典．サルコペニアおよびフレイル－ロコモの概念との相違およびその介入方法について－．理学療法学. 2018, 45(6), 417-421.

一般社団法人「人とまちづくり研究所」、新型コロナウイルス感染症が介護・高齢者支援に及ぼす影響と現場での取組み・工夫に関する緊急調査【介護保険サービス事業所調査】調査結果報告書https://hitomachi-lab.com/archives/227/

大阪市市民活動総合ポータルサイト．まちがいが許されるレストラン⁉ 認知症を抱えた人がホールスタッフを担当する“てへぺろキッチン”とは（2019.11.26）

https://kyodo-portal.city.osaka.jp/case/24000005680/

小川雅史 他．医薬品卸による薬学生実務実習支援に関する調査研究．大阪府薬剤師会雑誌. 2018, 69(8), 36-39.

杉本 豊志（すぎもと とよし）
株式会社ケーエスケー
上席地域包括ケア推進部長・健康増進事業推進担当
1968年生まれ。大阪市出身。
1987年 錦城薬品株式会社入社。
2011年 株式会社ケーエスケー 富田林支店長、営業企画部長、上席営業企画部長を経て、2019年より現職。

評言社 MIL新書 Vol.007

高齢者がすてきに暮らせるまちづくり

2021年4月28日　初版　第1刷　発行

著　者　杉本 豊志
発行者　安田 喜根
発行所　株式会社 評言社
東京都千代田区神田小川町 2-3-13 M&C ビル 3F
（〒 101-0052）
TEL 03-5280-2550（代表）　FAX 03-5280-2560
https://www.hyogensha.co.jp
企画制作　株式会社 エニイクリエイティブ
東京都新宿区四谷 1-3 望月ビル 3F（〒 160-0004）
TEL 03-3350-4657（代表）
http://www.anycr.com
印　刷　中央精版印刷 株式会社

ISBN978-4-8282-0723-0 C3247
定価はカバーに表示してあります。
落丁本・乱丁本の場合はお取り替えいたします。